AF476356

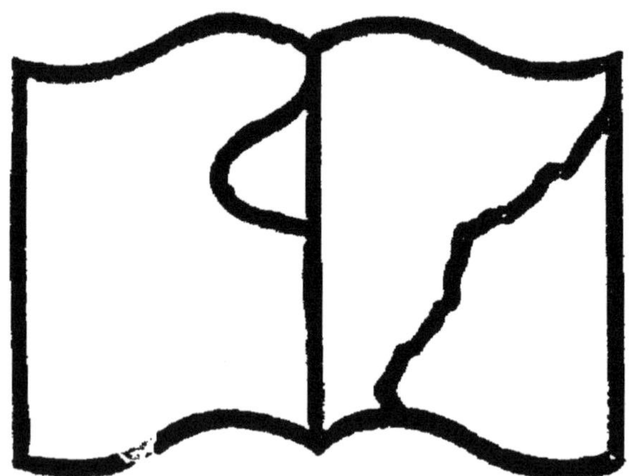

DU COURANT ALTERNATIF SINUSOÏDAL

EN GYNÉCOLOGIE

PAR

Mina KAPLAN-LAPINA

Médecin-chirurgien de la Confédération suisse
Médecin de la Faculté de Saint-Pétersbourg
Docteur en médecine de la Faculté de Paris.

PARIS
A. MALOINE, LIBRAIRE-ÉDITEUR
91, BOULEVARD SAINT-GERMAIN, 91

1893

DU COURANT ALTERNATIF SINUSOÏDAL

EN GYNÉCOLOGIE

DU COURANT ALTERNATIF SINUSOÏDAL

EN GYNÉCOLOGIE

PAR

Mina KAPLAN-LAPINA

Médecin-chirurgien de la Confédération suisse
Médecin de la Faculté de Saint-Pétersbourg
Docteur en médecine de la Faculté de Paris.

PARIS
A. MALOINE, LIBRAIRE-ÉDITEUR
91, BOULEVARD SAINT-GERMAIN, 91

1893

AVANT PROPOS

Sans faire de longs préliminaires je tiens à exposer d'abord en quelques lignes les raisons qui m'ont guidée dans le choix de ma thèse. Etant médecin praticien depuis 6 ans et exerçant la gynécologie presque exclusivement depuis 5 ans (3 ans en Russie et 2 ans en France) il est tout naturel que ce soit surtout cette branche de la médecine qui présente un vif intérêt pour moi. Pendant ces dernières années j'ai donc suivi assidument les progrès faits dans cette branche de la chirurgie, branche toute nouvelle, pleine d'intérêt et de difficultés au point de vue pratique surtout. S'il existe dans la médecine en général une partie où on est forcé en clinique de tenir compte de l'individualité des malades, c'est surtout en gynécologie: autant de malades, autant de cas différents à envisager au point de vue de l'examen et plus encore au point de vue du traitement; aussi chaque médecin gynécologiste doit être particulièrement heureux de posséder un nouveau mode de traitement dans les cas nombreux d'affections de l'appareil génital de la femme, cas souvent fort embarrassant et souvent aussi fort rebelles.

J'ai donc suivi pas à pas le progrès de la gynécologie depuis le commencement de ma carrière médicale et, l'électrothérapie, surtout la méthode d'Apostoli, ont attiré mon attention depuis le commencement de l'année 1890, lors de mon séjour à Moscou.

Ayant appris à cette époque que le professeur Snieguiroff avait installé d'une façon complète dans son hôpital le traitement électrique d'après la méthode d'Apostoli, je me suis adressée à lui pour étudier cette question ; puis, au bout de peu de temps, je me suis décidée à aller à Paris pour y suivre l'enseignement de l'auteur même de la méthode, mon très honoré maître le Dr Apostoli.

Pendant un séjour de 10 semaines à Paris, du 1er juin au 15 août 1890, je me suis assez familiarisée avec cette méthode pour pouvoir l'appliquer dans la clientèle que je me suis créée en France depuis le mois de septembre 1890. Mais obligée d'exercer à la campagne, et ne possédant pas encore le diplôme de docteur en médecine français, je n'ai pu dans ces conditions traiter qu'un nombre restreint de malades.

Je possède cependant déjà une douzaine d'observations qui parlent toutes d'une manière éclatante en faveur de la méthode d'Apostoli. Non seulement cette méthode m'a donné un succès constant dans les cas d'hémorrhagies liées à des affections diverses, surtout aux fibromes utérins, mais elle m'a aussi permis de guérir des endométrites rebelles et d'améliorer notablement les salpingites catarrhales qui accompagnent souvent des endométrites et métrites anciennes.

Je ne prétends toutefois pas exclure les autres modes de traitement, pas plus la thérapeutique intra-utérine ordinaire, que l'orthopédie gynécologique, ou la petite chirurgie. Car, en thérapeutique, il importe avant tout d'être éclectique et, une fois le diagnostic établi, il faut appliquer le traitement le mieux approprié. Ce traitement, quel qu'il soit, exigera toujours la douceur, la lenteur, une certaine habileté technique et surtout l'asepsie, toutes qualités qui doivent être les premières d'un gynécologiste; sans elles la cure des malades devient difficile, dangereuse même parfois et le diagnostic préalable impossible souvent à bien établir.

De toutes les méthodes de la gynécologie conservatrice, l'électrothérapie est celle dont je me suis occupée avec le plus d'intérêt. Aussi au mois de juillet 1892, après avoir passé mes examens en France, je me suis adressée de nouveau à mon très honoré maître pour le choix de mon sujet de thèse. Le Dr Apostoli, ce dont je le remercie très cordialement, a bien voulu me mettre au courant d'expériences nouvelles qu'il venait de faire, et m'offrir les observations qu'il avait recueillies. J'ai, sous sa direction, examiné et suivi assidûment les malades qui font le sujet des 34 observations publiées dans ce travail. C'est dire que je connais aussi complètement que possible les malades dont j'aurai à parler.

J'adresse mes remerciements bien sincères à mon maître le Dr Apostoli, mais je ne veux pas terminer cet avant propos sans exprimer au Professeur d'Arsonval, ma profonde reconnaissance pour tous les renseignements qu'il a bien voulu me donner.

C'est lui, le Professeur d'Arsonval, qui est le véritable inspirateur de cette thèse, par la belle et féconde *découverte* qu'il a faite, qui est destinée à révolutionner l'électrothérapie. C'est grâce à lui que le Dr Apostoli a pu faire avancer d'un pas de plus la gynécologie conservatrice; il n'est donc que juste de faire, avant tout, remonter jusqu'au Professeur d'Arsonval tout le succès de cette thérapeutique nouvelle appliquée à la gynécologie.

INTRODUCTION

I

Aperçu historique (1). — Si nous jetons un coup d'œil sur l'historique de l'électrothérapie en gynécologie depuis 1834, (sans parler de De-Haen et Alberti qui traitèrent l'aménorrhée par l'électricité dès le siècle dernier), époque à laquelle Andrieux appliqua l'électricité statique au traitement des irrégularités de la menstruation et surtout de l'aménorrhée, jusqu'au moment actuel, nous voyons que :

1° L'électricité fut employée pour toutes les lésions pathologiques de l'appareil génital chez la femme.

2° Toutes les sources d'électricité furent mises en jeu : l'électricité statique, galvanique et faradique.

3° Cet historique se divise pour ainsi dire tout naturellement en deux périodes : en période de tâtonnement et en période scientifique.

Pour justifier ces prémisses je tâcherai de procéder par ordre, en commençant par énumérer d'abord, très sommairement, toutes les formes morbides qui furent traitées par l'électricité.

a) *Les fibrômes* indiqués pour la 1re fois dans un in-

(1) Je me sers ici comme guide de la thèse de Massen, de St. Pétersbourg, publiée en 1890, à laquelle je renvoie pour plus de détails.

téressant article du Th. Keith, qui prétend avoir vu soigner les malades atteintes de fibromes, à la clinique du professeur Simpson à Édimbourg par l'électropuncture abdominale, alors qu'il était encore étudiant. Les fibromes ont donc été dès le principe, comme ils le sont encore actuellement, l'affection le plus spécialement combattue par l'électrothérapie.

b) *Les irrégularités de la menstruation* (aménorrhée, dysménorrhée et ménorrhagie) furent traitées par l'électricité dans le siècle dernier et depuis, différents auteurs, tout en modifiant le mode d'application, poursuivirent toujours le même but : produire une congestion pelvienne dans les cas d'aménorrhée, calmer les douleurs dans la dysménorrhée et arrêter l'écoulement sanguin dans les ménorrhagies. Ici encore, plus qu'ailleurs, la période de tâtonnement fut très longue et très confuse. La franklinisation, la faradisation et la galvanisation furent appliquées sans jamais donner des résultats constants.

Mais en 1889, après de longues discussions à la Société d'Obstétrique de Berlin, Orthmann, Bröse, Olshausen, Dūvelius, Dūhrsen et bien d'autres, se prononcèrent tous en faveur de la méthode d'Apostoli comme donnant les meilleurs résultats. Je ne saurais parler des succès dûs à cette méthode, sans sortir du cadre de mon travail, aussi je me contenterai de la simple citation que je viens de faire.

c) *Métrite, endométrite, atrophie utérine, sub et superinvolution utérine.* — Déjà en 1857, Chalvet préféra la galvanocaustique à la cautérisation thermique ordinaire en disant que : « 1° la cautérisation galvanique peut être répétée sans aucun risque, 2° l'étendue de la cautérisation peut être exactement appréciée, et 3° son application est d'un manuel opératoire plus facile ».

Depuis cet auteur la faradisation fut préconisée d'une façon magistrale par le Dr A. Tripier et adoptée d'une manière exclusive jusqu'à l'apparition en 1886 du travail du Dr Apostoli intitulé : « Sur un nouveau traitement de la métrite chronique etc ». Ce fut en Amérique que ce travail trouva le plus de retentissement et Paul Mundé y devint le partisan le plus ardent du nouveau traitement ; dans son électrothérapie en gynécologie il appuie surtout sur l'efficacité de cette méthode dans les subinvolutions et dans les hyperplasies de l'utérus.

d) Le traitement électrique des *déviations utérines* fut créé par A. Tripier et étudié aussi par Fano en 1859, Elleaume en 1865, Man en 1873, Vincenso Zannini en 1874, Lippert en 1879 etc. etc. Mais en somme le courant électrique n'agit ici que sur la métrite chronique dont le traitement est essentiel et doit toujours précéder celui de la déviation ; en effet la déviation n'est généralement pas perçue par la malade si elle n'est pas associée à une métrite chronique, et si elle ne s'accompagne pas soit d'adhérences avec les parties voisines, soit d'une affection ou d'un déplacement des annexes. Que de femmes ne voit-on pas atteintes de rétroversions et d'antéversion depuis des années sans qu'elles en aient conscience,et chez lesquelles le médecin découvre ces affections alors seulement qu'elles se compliquent d'une inflammation quelconque. De même, il est vrai, on rencontre quelquefois des femmes atteintes des céphalalgies persistantes, de constipation opiniâtre et d'autres réflexes morbides qui présentent un complexus caractéristique et chez lesquelles il suffit de redresser l'utérus et de le soutenir par un pessaire approprié pour faire disparaître tous ces symptômes pathologiques.

e) Quant *aux péri et para-métrites (pelvi-péritonite)*, nous ne trouvons pas une seule observation ayant une une réelle valeur, jusqu'à la communication d'Apostoli au congrès de Dublin en 1887. Il conseille d'abord de commencer par la faradisation vaginale et, lorsque la période aiguë est passée, et que les douleurs sont calmées, de passer à la faradisation intra-utérine pour finir par le courant continu (de 20 à 30 milliampères). Après cette communication, plusieurs auteurs américains très distingués suivirent les conseils donnés par Apostoli, et en furent très satisfaits.

f) Les affections des ovaires et des trompes. — La littérature est très pauvre, en ce qui concerne le traitement des affections inflammatoires des ovaires et des trompes par l'électrothérapie ; la première communication relative à l'effet favorable de l'électricité sur l'oophorite chronique est faite par F. Martin à la Société gynécologique de New-York en 1886. En 1887 paraît à Chicago le travail d'Apostoli intitulé « *The treatment of salpingo-oophoritis by electricity* ». Nous trouvons encore un article de Grandin, quelques communications d'Engelmann et de quelques auteurs russes, qui se déclarent tous très satisfaits de la méthode d'Apostoli dans le traitement des affections *inflammatoires* des ovaires et des trompes non compliquées de collection purulente, ou kystique. Certains allèrent même plus loin et eurent l'idée de traiter par le courant continu les kystes ovariens, en enfonçant des aiguilles dans le voisinage du kyste ou dans la tumeur elle-même. Les résultats, d'après ces auteurs, surtout d'après Semeleder, qui fut le partisan le plus ardent de ce mode de traitement, furent très satisfaisants ; ils ont pu observer en effet la résorption des kystes, mais ils en excluent les kystes dermoïdes comme réfractaires à l'électricité. Après de nombreuses critiques de la part de Paul Mundé, surtout en 1889, on est arrivé à reconnaître que l'électricité peut tout au plus, contribuer à la résorption du tissu inflammatoire formé autour de la poche kystique, comme elle le fait pour les fibromes, et que l'introduction des aiguilles enfoncées dans la tumeur agit comme une simple ponction évacuatrice. Apostoli du reste ne soumet jamais les kystes ovariens au traitement électrique.

g) Pour compléter cette partie de l'historique, il nous reste encore à parler *des névroses* de l'appareil génital de la femme, que l'on est parvenu à calmer et même à améliorer notablement par l'électricité faradique. J'ai personnellement eu l'occasion de constater mainte et mainte fois, l'effet sédatif de la faradisation dans les ovarialgies à la clinique d'Apostoli ; cet effet est aussi prompt que constant.

h) Enfin, même *les néoformations malignes* ont été soumises au traitement électrique, mais malheureusement sans plus de succès qu'avec les autres méthodes de traitement. Nous pouvons ici redire, après tant d'autres, que seule, l'intervention chirurgicale lorsquelle est appliquée en temps opportun, peut faire espérer pour la malade souvent une survie plus ou moins longue, et quelquefois la guérison.

Après cet exposé très sommaire, des différentes formes morbides qui ont été soumises au traitement électrique, j'aborde *la* deuxième *partie de l'historique.*

En 1834 Andrieux, pour combattre un cas d'aménorhée. eut l'idée de mettre en contact la partie supérieure de la cuisse de la malade. avec la boule métallique de sa machine à *électricité statique*; il obtint une révulsion assez forte, qui fut suffisante pour faire apparaître une menstruation absente depuis six mois.

Depuis cette époque, l'électricité statique a été employée suivant le même procédé dans les affections les plus diverses, mais toujours extérieurement, sans indication et localisation précises et à distance du mal pour ainsi dire. Au point de vue thérapeutique, nous ne pouvons regarder ce mode de traitement que comme un puissant révulsif et un excitant. Il est encore employé actuellement comme tonique par excellence, comme excitant du système nerveux et de la nutrition en général. Aussi nous nous expliquons très bien l'insuccès de l'électricité statistique, dans les affections locales gynécologiques, dont elle peut rarement atténuer les symptômes et encore moins faire rétrocéder les processus anatomo-pathologiques.

La faradisation utérine à laquelle A. Tripier a attaché son nom dès 1859, et qu'il a employé avec le plus grand succès, a eu après A. Tripier, et suivant sa méthode, perfectionnée par Apostoli, de nombreux adeptes.

En 1874 Onimus a préconisé la faradisation contre les aménorrhées rebelles. Les succès obtenus furent non moins brillants dans plusieurs cas de dysménorrhée de formes variables, même dans la dysménorrhée membraneuse, d'après une communication faite par Solovieff en 1884 dans la « Revue médicale de Saint-Pétersbourg ». Plusieurs auteurs américains vantèrent beaucoup la faradisation dans le traitement de cette même affection. Nous voyons en général que, chaque fois qu'on avait besoin de faire contracter la fibre musculaire de l'utérus, ou les parois de ses vaisseaux on avait recours à la faradisation ; nous nous expliquons ainsi les applications nombreuses et pleines de succès que Paul Mundé en a faites dans les cas de subinvolution et d'hyperplasie de date récente.

C'est encore par l'excitation, la tonification de la fibre musculaire et des ligaments utérins, qu'on peut s'expliquer les résultats excellents qu'ont obtenu d'abord Tripier, et bien longtemps après lui, Mundé dans les déviations et déplacements utérins. Sous l'influence des contractions utérines et des reflexes vasculaires obtenus, l'énergie, la nutrition et le tonus utérin, vont pour ainsi dire toujours en augmentant, d'où l'action favorable de la faradisation dans l'aménorrhée.

Mais son effet le plus remarquable, c'est l'action sédative qu'elle produit dans la dysménorrhée, dans toutes les formes inflammatoires aiguës soit des annexes, soit de l'utérus lui-même, lorsque la galvanisation est encore trop douloureusement supportée. Je dois mentionner aussi les applications suivies de succès qu'Apostoli à faites de la faradisation, de tension, dans les névralgies pelviennes, à l'aide de séances prolongées et en utilisant seulement le fil fin.

De tous les genres d'électrisation, c'est toutefois *la galvanisation* qui est la plus usitée et la plus répandue, car nous ne trouvons pas une seule forme morbide en gynécologie contre laquelle elle n'ait été employée.

Nous ne trouvons pas non plus un seul auteur qui ne l'ait essayée. L'application en a été faite de façons aussi diverses que variées. Nous rencontrons dans la littérature médicale depuis les applications purement extérieures, faites loin du foyer morbide, avec très peu d'éléments, jusqu'aux électropunctures les plus brutales allant à l'aveugle, sans aucune indication de profondeur, d'intensité du courant et de durée des séances. On expérimentait en un mot sans aucune précision et en parlant d'une période de tâtonnement, j'avais surtout en vue la galvanisation.

La période scientifique de l'électrothérapie en gynécologie, commence avec les beaux travaux de A. Tripier pour arriver à son apogée à l'apparition de la méthode d'Apostoli, méthode qui fut le sujet d'une communication à l'Académie de Médecine en 1883. Tous les principaux détails de cette méthode se trouvent dans la thèse de Carlet (Paris 1884).

Je ne veux pas les rappeler ici, mais je tiens à exposer les modifications fondamentales introduites par Apostoli et les principes qui l'ont guidé dans ses recherches.

Partant de l'idée que le succès de la galvanisation dépend essentiellement de la manière dont on applique le courant et que jusqu'alors cette application était presque toujours faite d'une manière incomplète, craintive, avec une faible intensité, mal dosée, et sans localisation convenable, Apostoli expose ainsi les bases principales de sa méthode : 1) introduction aussi constante que possible de la sonde, électrode active, dans la cavité utérine — 2) application, variable suivant les indications cliniques, de la galvano-caustique chimique, soit positive. soit négative — 3). Nécessité fréquente, mais non constante, des hautes intensités qui oscillent en moyenne entre 100 et 150, plus rarement 200 milliampéres — 4) utilisation constante du galvanomètre mesurant exactement l'intensité du courant — 5) durée de la séance fixée à 5 ou 6 minutes en moyenne — 6), emploi comme pôle indifférent d'un électrode en terre glaise placé sur le ventre de la malade. etc. etc.

Apostoli, après avoir établi, d'une manière nette et précise, son mode de traitement et en avoir basé les indications sur un examen minutieux des malades et un diagnostic aussi exacte que possible a continué à poursuivre ses recherches sur le vaste terrain qui s'ouvrait devant lui. Entre les mains de cet expérimentateur habile et de ce clinicien distingué, l'électricité est devenue l'agent de traitement le plus précieux de la gynécologie conservatrice. Je n'ai pas besoin d'ajouter, que la méthode d'Apostoli s'est répandue avec une rapidité extrême dans tous les pays, en Amérique surtout.

De tous les chirurgiens étrangers, Lawson-Tait est presque le seul qui a refusé de l'accepter.

N'ayant pas la prétention de faire un historique complet de l'électrothérapie gynécologique (1), je ne m'étendrai pas davantage sur son passé et je tâcherai maintenant d'exposer en quelques mots son état actuel.

II

État actuel de l'électrothérapie en gynécologie. — L'efficacité de l'électricité dans les maladies de l'utérus et des annexes, n'est aujourd'hui discutée que par peu de personnes et son application est répandue dans tous les pays. La France a été la dernière à accepter ce nouveau genre de traitement, et cependant nous trouvons dans les traités de gynécologie français les plus récents, les indications et le mode d'application de l'électricité.

Le traitement électrique rend en effet de très grands services aux médecins praticiens dans les villes, mais sa valeur est inappréciable à la campagne, où la femme est forcée de se livrer aux travaux les plus pénibles.

(1) Pour plus de détails voir la thèse du Dr Massen de Saint-Pétersbourg 1890.

Je pourrais entre tant d'autres, citer le cas d'une femme de 32 ans dont le mari est berger et qui, avec 4 enfants a à soigner encore 1 ou 2 nourrissons ; cette femme était atteinte d'un fibrome de la paroi antérieure de l'utérus, qui occasionnait des ménorrhagies et des métrorrhagies durant pendant plusieurs mois, et augmentant comme fréquence et comme intensité, au point de forcer la malade à garder le repos au lit presque constamment.

Un médecin consulté ordonne d'abord les médicaments internes (ergotine, hydrastis canadensis, etc.), recourt ensuite à la thérapie intra-utérine : injections de perchlorure de fer, de teinture d'iode, etc. associées aux douches chaudes, et fait enfin deux curetages à 5 mois d'intervalle. (Ce médecin m'a affirmé avoir fait les deux curetages très complètement et avoir même retiré avec la curette des masses fibreuses). La malade n'éprouva malgré tout aucun soulagement.

Je vais la voir au mois d'août 1890 ; je trouve une femme excessivement pâle, presque exsangue, alitée depuis 8 mois et perdant du sang continuellement. En l'examinant je trouve l'utérus en antéflexion et antéversion avec un fibrome développé dans la paroi antérieure, ayant la grosseur d'une mandarine, et sans lésion probable des annexes. J'institue immédiatement le traitement par l'électricité, et je fais en 15 jours 4 séances de galvano-caustique chimique positive, tantôt avec le charbon, tantôt avec la sonde électrode en platine. L'intensité du courant à la 1re séance a été de 80 à 100 milliampères, et aux suivantes j'ai atteint jusqu'à 150 milliampères ; le traitement a toujours été très bien supporté. L'unique difficulté que j'ai éprouvée, était l'introduction de la sonde électrode car l'utérus étant en antéflexion et antéversion très prononcées ; j'étais obligée d'introduire le speculum, et de saisir le col avec une pince tire-balle pour l'attirer presque jusqu'à la vulve. Je revis ma malade au bout de 3 semaines ; elle était levée et vaquait aux soins de son ménage, — elle me dit : « J'ai mes règles en ce moment, elles sont comme elles doivent être ; je ne veux plus me faire soigner car je me crois guérie. » Je la laissai et j'appris dix mois après qu'elle était accouchée d'un enfant à terme. Depuis ce dernier accouchement, ma malade avait toujours continué à se porter très bien, et actuellement elle est de nouveau enceinte de 6 mois. Son fibrome, il est vrai, n'a changé ni de forme, ni de consistance, ni de dimension, mais peu importe à cette pauvre femme, puisqu'elle se porte bien ; elle peut continuer à ignorer totalement l'existence de son petit fibrome qui ne l'incommode à cette heure nullement grâce à l'électricité.

Un autre cas non moins probant est celui-ci :

Une femme âgée de 51 ans, travaille à la culture. Elle est atteinte de métrorrhagies depuis 4 ans ; les métrorrhagies surviennent à des intervalles irréguliers et durent pendant plusieurs semaines ; elle garde alors le lit constamment. C'est une femme de taille moyenne, avec un panicule adipeux très développé, surtout dans les parois abdominales ; son teint est jaune, et ses muqueuses sont complètement décolorées. Elle a à peine la force de changer de position dans son lit, et dit elle même : « il faut que je meure. » Je l'examine et je trouve un fibrome interstitiel (hystérométrie = 9 cent., rien aux annexes.) Je commence le traitement électrique le 9 août 1890 ;

Je fais 23 séances de galvano-caustique chimique positive en 3 mois, avec un courant de 50 milliampères, d'une durée de 5 minutes ; chaque séance fatigue beaucoup la malade pendant 24 heures ; j'arrive à la fin à une intensité de 190 à 200 milliampères. Au bout de 3 mois j'obtiens une guérison complète, et l'utérus ne mesure, au dernier examen, que 7 cent. Depuis la malade se porte à merveille et travaille plus que jamais.

Je possède encore quelques observations de ce genre non moins concluantes, mais je crois inutile de les citer ici.

Parmi les autres affections de l'appareil génital de la femme, j'ai eu à soigner quelques cas des métrites chroniques, et de salpingites catarrhales, et cela avec autant de succès au point de vue symptomatique, mais ces observations sont encore trop récentes pour que je puisse me prononcer définitivement sur l'efficacité durable du traitement.

L'avantage du traitement électrique en gynécologie conservatrice, est aussi son extrême simplicité, sa facilité d'application et son innocuité absolue si on le manie avec prudence, en tatant, pour ainsi dire, le terrain dans chaque cas particulier.

Les autres traitements, comme la thérapie intra-utérine par exemple, ne sont souvent ni faciles à employer, ni aussi inoffensifs qu'on pourrait le croire. Un simple lavage intra-utérin est aussi compliqué, au point de vue technique, dans la clientèle privée, que l'application électrique. Il faut nettoyer et aseptiser les intruments, surveiller la solution au point de vue de sa propreté et de sa température, s'assurer de la pression donnée et du retour du liquide injecté. Même avec toutes ces précautions, un simple lavage peut provoquer des douleurs très vives, et, si la pression est trop forte, ou s'il existe une grande perméabilité des trompes, une partie de la solution peut pénétrer, comme j'en vu un cas, dans la cavité péritonéale ; si l'asepsie a été parfaite, tous les symptômes alarmants d'une péritonite au début se dispersent au bout de quelques heures sans laisser de traces, mais si, par manque de précautions, on a laissé passer un germe infectant, la situation de la malade devient terriblement grave.

Pour toutes ces raisons l'électricité nous semble devoir prendre la première place dans la gynécologie conservatrice.

Mais l'avenir de l'électrothérapie comme on peut l'espérer et même le prévoir, sera plus brillant encore. La découverte du courant alternatif sinusoïdal par M. A. d'Arsonval, découverte dont l'importance est basée déjà sur de nombreuses observations cliniques que je vais citer, fait présager les plus belles espérances thérapeutiques.

Apostoli, malgré les nombreux succès qu'il obtenait depuis onze ans dans sa clinique avec les 3 modes connus d'électricité, voyait bien qu'il ne réussissait pas toujours à combattre certains symptômes morbides : Des leucorrhées de nature spéciale, l'hydrorrhée dans les fibromes interstitiels, des douleurs vives engendrées par certaines phlegmasies périutérines restaient très souvent réfractaires. Aussi lorsqu'il apprit la découverte du courant sinusoïdal il s'empressa de l'expérimenter et, c'est le premier résultat de ses patientes recherches, basées sur une année d'expérimentation, qui fait le sujet et la base de ce travail.

III

Des contributions de l'électrothérapie au dia-

GNOSTIC EN GYNÉCOLOGIE. — Si un diagnostic exact et précis est de la plus haute importance en gynécologie conservatrice, ce même diagnostic devient plus utile en gynécologie opératoire. A l'heure actuelle la chirurgie gynécologique a atteint son apogée comme technique opératoire, mais elle est loin d'être aussi éclairée au point de vue du diagnostic. Chaque chirurgien, fût-il le plus exercé, sait combien est difficile souvent un examen gynécologique, même avec l'anesthésie. La nécessité des laparotomies dites exploratrices prouve surabondamment l'impossibilité d'un diagnostic préalable exact dans bien des cas. Or c'est dans l'électricité que nous devons trouver le guide le plus précieux dans les cas douteux, un guide qui, non seulement nous éclaire sur la nature de l'affection, mais nous renseigne également sur l'opportunité ou l'urgence d'une intervention chirurgicale.

Apostoli, auquel on doit la découverte de ce nouvel élément de diagnostic en gynécologie, possède dans sa clinique un nombre considérable d'observations qui justifient d'une manière éclatante ce que je viens d'énoncer. Ces observations prouvent très nettement que l'électricité toute seule est capable de nous démontrer que telle affection est justiciable d'un traitement médical, et que telle autre au contraire doit être opérée et réclame même l'urgence de l'intervention chirurgicale. Dans le premier cas nous voyons l'affection s'améliorer de plus en plus et quelquefois même guérir complètement ; dans le second cas, au contraire il y a aggravation, ou tout au moins absence totale d'amélioration, même partielle, et dans ce cas la laparotomie s'impose ; une fois faite, elle vient prouver que l'opération était indispensable.

Nous trouvons sur ce sujet un article d'Apostoli dans

la Revue internationale d'électrothérapie du mois d'octobre 1892, intitulé : « *Des contributions nouvelles du traitement électrique (faradique et galvanique) au diagnostic en gynécologie* (1). »

Je tiens à exposer dans toute leur intégrité certains passages de cet article :

« Le courant faradique de tension doit nous instruire sur la véritable nature des douleurs ovariennes dont il est le calmant le plus efficace et le plus rapide. Toute douleur ovarienne, en effet, est le plus souvent justiciable du courant faradique de tension, si l'on suit les règles et la technique opératoire que j'ai formulées dès 1883, concernant le nombre des séances, la durée de l'application, le choix des bobines, le siège de l'intervention, etc.

« Oui, toute douleur ovarienne, si elle est *hystérique* et *rien qu'hystérique*, est, sinon guérie, du moins presque toujours soulagée par le courant faradique de tension qui, d'ailleurs, reste à peu près impuissant contre les douleurs d'origine inflammatoire, et, notamment, contre celles qui sont liées aux inflammations des annexes. Si donc, dans tel cas, le *succès curatif* nous éclaire sur le diagnostic et *nous impose une abstention opératoire* — dans tel autre, au contraire, *l'insuccès* nous montrera que la douleur a sa source profonde, qui réclame soit un traitement galvanique supplémentaire, soit une intervention opératoire.

Le courant galvanique, appliqué dans l'utérus, est destiné à nous renseigner sur l'état d'intégrité des annexes, leur inflammation possible, ses degrés, sur l'existence

(1) Voir la communication faite par le Dr Apostoli au Congrès international de gynécologie de Bruxelles, 15 septembre 1892.

du pus, sur la nature curable ou non d'un processus inflammatoire en voie d'évolution.

« Il peut et doit nous épargner bien des méprises avec leurs conséquences cliniques et opératoires, et éviter, par exemple, au milieu de beaucoup d'erreurs, celle qui est si fréquente, et qui consiste à confondre, à l'examen, un *fibrome sous-péritonéal* avec une *tumeur des annexes*, et réciproquement.

« Deux faits, en effet, de la plus grande importance, dominent toute la thérapeutique galvanique intra-utérine;

« C'est d'abord *la tolérance absolue* (sauf les exceptions que je vais signaler) de l'utérus, quand sa périphérie est saine ;

« C'est ensuite son *intolérance* qui grandit avec l'état d'acuité de l'inflammation des annexes.

« *La sensibilité utérine au courant continu est donc avant tout vassale et tributaire* de celle des annexes, et la réponse qu'elle donne est destinée à nous éclairer sur le degré présumé ou non de l'inflammation de ces dernières.

« A côté de cette première source d'intolérance, la plus fréquente et la plus importante de toutes, se rangent d'autres causes, d'une importance et d'une fréquence secondaires, entre lesquelles il sera le plus souvent facile d'établir un diagnostic différentiel.

« *a*) C'est d'abord *l'hystérie* franche avec ses réactions vives, subites, et son ensemble symptomatique qui frappe les yeux les moins clairvoyants.

« *b*) Ce sont ensuite les tumeurs *fibro-kystiques* de l'utérus dont la nature maligne est très probable.

« *c*) Ce sont encore les *phlegmasies du bassin*, y compris celles de *l'intestin*, qui ont une histoire symptomatique très caractéristique.

« Les conséquences cliniques qui découlent de ces prémisses, très brièvement exposées. sont les suivantes :

« 1° Tout utérus interrogé *galvaniquement*, à la dose de 100 à 150 milliampères, qui n'éprouve aucune réaction opératoire et principalement post-opératoire, qui, non seulement tolère cette dose, mais même voit s'atténuer les symptômes dominants, (tels que douleur ou hémorrhagie) — tout utérus, dis-je, ainsi tolérant *a toujours à sa périphérie saine* ou, du moins, n'a pas d'inflammation *actuelle* des annexes justiciables de la chirurgie, et réclame un traitement électrique, dont le dosage galvanique ne devra être limité que par les indications cliniques à remplir Il peut même y avoir coexistence, dans ce cas, d'un *kyste simple de l'ovaire* ; s'il n'y a pas inflammation des trompes, la même tolérance électrique sera conservée.

« 2° Tout utérus qui ne supporte pas 50 milliampères, ou qui les supporte mal, chez lequel les suites opératoires sont, ou très douloureuses, ou fébriles, est un utérus dont la *périphérie est suspecte* qu'il ne faut interroger qu'avec modération et prudence.

« 3° Tout utérus, dont l'intolérance initiale s'atténue avec le nombre des applications, et dont l'amélioration symptomatique s'accentue et grandit avec le temps, appartient, soit à une hystérique, ou possède des annexes dont le processus inflammatoire est en voie de régression ou d'arrêt.

« 4° Tout utérus dont l'intolérance au début, d'abord excessive (ne supportant pas 20 à 30 milliampères), se développe et grandit avec le nombre des séances, et s'accompagne d'une élévation de température, est un utérus dont la périphérie est atteinte d'une lésion non justiciable de la gynécologie conservatrice.

« Ici, une suspension du traitement galvanique s'impose une fois le diagnostic ainsi élucidé, et il faut songer à une intervention opératoire qui, le plus souvent, sera une *castration* légitimée par une ovaro-salpingite d'ordinaire suppurée. »

IV

Des découvertes nouvelles de M. le Pr. A. d'Arsonval. — M. A. d'Arsonval, en faisant de nombreuses recherches sur les effets physiologiques différents produits par une onde électrique ayant une forme physique différente, eut l'idée ingénieuse de fixer toute son attention, sur la courbe donnée par chaque courant électrique, ou en d'autres termes sur la « caractéristique d'excitation » qui est pour ainsi dire l'expression même du courant électrique en général, et joue un si grand rôle en physiologie et en biologie. Pour étudier cette même courbe, il lui fallut imaginer un dispositif spécial pour inscrire les ondes électriques, ce qu'il réalisa très bien, même pour un courant à haute fréquence (1).

Etant donnés ces dispositifs, qui lui permettaient d'inscrire n'importe quel courant sur des cylindres tournants, enfumés, il fut frappé de l'inégalité des courbes que lui donnait la machine de Clarke (modèle médical) avec ou sans commutateur redresseur. Il eut alors l'idée de faire construire par Gaiffe un commutateur rotatif (2) introduisant les éléments de la batterie un à un dans le circuit pendant son premier quart de tour, les retirant un à un pendant le second quart, en partant par exemple du pôle

(1) Pour les détails V. Archives de physiologie 1er janvier 1892.

(2) Pour être plus claire je me permets d'emprunter la description de ce dispositif dans les Archives de Physiologie, 1er janvier 1892 P. 7.

positif. Quand le commutateur avait fait un demi-tour, il renversait les pôles de la pile, introduisant de nouveau les éléments un à un dans le circuit, mais par le pôle négatif, pendant le troisième quart de tour, et les retirant un à un pendant le quatrième quart.

De cette façon, en faisant faire un tour complet au commutateur, on produisait un courant croissant et décroissant régulièrement.

Tel est le dispositif, qui permit pour la première fois à M. A. d'Arsonval de recueillir un courant alternatif sinusoïdal plus ou moins régulier. C'est donc un courant, intermédiaire pour ainsi dire, entre le courant galvanique continu et le courant faradique intermittent. C'est un courant alternatif sinusoïdal tout en restant continu, c'est-à-dire ne présentant aucune interruption sur aucun point de son parcours, et présentant dans chaque phase de son évolution, si je peux m'exprimer ainsi, 2 maxima, dont l'un positif et l'autre négatif et en passant par zéro, d'un maxima à l'autre sans la moindre trace d'interruption. Ces alternances sont absolument régulières comme temps et comme force électromotrice, les deux facteurs si importants à connaître dans l'électrothérapie.

Il suffirait de jeter un coup d'œil sur une représentation graphique des trois courants, pour saisir la différence qui les sépare ; mais avant de donner ces graphiques, je tiens à exposer le procédé de M. le Pr. d'Arsonval pour les obtenir.

Dans une conférence faite à la Société française de physique le 20 avril 1892 il dit :

« Pour réaliser la synthèse d'une onde électrique de forme quelconque, j'imaginai la méthode suivante (1) qui

(1 Voir comptes rendus de la société de Biologie, 1er avril 1892.

me donna pleine satisfaction, le schéma ci-joint est destiné à faciliter l'intelligence de la description, mais il ne doit être considéré que comme un simple dessin schématique donnant le principe de la méthode (fig. 1).

« Soit *P* une source constante d'électricité (accumulateurs) dont le circuit est fermé au travers d'une colonne liquide de sulfate de cuivre en solution saturée, contenue dans un tube de verre. Le courant entre par le bas et

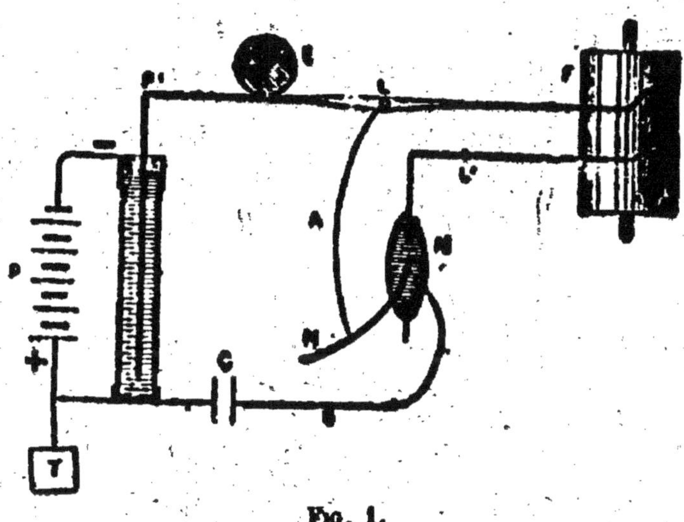

Fig. 1.

ressort par le haut au moyen de contacts en cuivre rouge. L'autre pôle est mis à la terre et se trouve au potentiel zéro. La partie supérieure de la colonne liquide est, au contraire, à un potentiel négatif de 2, 3 ou 10 volts à volonté. Le potentiel décroît régulièrement le long du tube d'après une loi bien connue.

« Supposons qu'un fil métallique *P'* en cuivre, isolé jusqu'à sa pointe inférieure, puisse monter et descendre le long de la colonne. Si nous supposons la pointe au fond du tube, le potentiel est zéro ; mais, en relevant le fil, son potentiel va croître régulièrement.

« Attachons rigidement ce fil à l'extrémité d'un levier mobile autour du point *L*, l'autre extrémité se déplaçant le long d'un cylindre enfumé *F*. Il est facile de voir que les déplacements de la pointe du levier *L* sur le cylindre *F*, inscriront les phases et les grandeurs de la variation du potentiel du fil plongeur *P'*. Pour avoir une courbe déterminée d'avance, je fais osciller le levier *L* par la rotation d'un excentrique *E*, dont on taille le profil en conséquence. En pratique, j'attache le fil *P'* soit à une tige vibrante, soit à un pendule qui donne une variation sinusoïdale du potentiel. J'obtiens toute autre forme et toute vitesse en attachant ce fil à un ressort plus ou moins tendu (fil de caoutchouc) que je déclanche mécaniquement pour produire l'excitation. Si le fil *A* était mis simplement en rapport avec le nerf *N* communiquant à la terre, cet organe serait parcouru par un courant continu qui en modifierait l'excitabilité. J'évite cet inconvénient en faisant passer le courant dans le primaire d'une bobine d'induction, ou bien en intercalant un condensateur étalonné en *C*. Le muscle *M*, excité par le nerf *N*, est attaché au levier myographique *L'*, qui trace la courbe de la contraction musculaire au-dessous de la caractéristique d'excitation, tracée par le levier *L*. Dans la méthode unipolaire, le pôle négatif de la pile, correspond au plongeur et le pôle positif est à la masse musculaire, à la façon habituelle. De cette manière, le levier *L* enregistre exactement les variations du potentiel au point excité, et le nerf ne peut se polariser.

« Ces expériences m'ont amené à formuler la loi suivante : *L'intensité de la réaction motrice, ou sensitive, est pro-*

portionnelle à la variation du potentiel au point excité(1). La conséquence pratique de toutes ces expériences, dont je ne peux indiquer ici que la conclusion générale, est que pour définir l'action physiologique et thérapeutique d'un appareil électromédical quelconque, à courant interrompu, il faut connaître, en fonction du temps, la loi de variation de la force électromotrice *aux points* d'application des électrodes sur le sujet. Je vous présente un appareil que j'ai imaginé dans ce but.

« Il permet de tracer automatiquement cette courbe, en employant comme source d'électricité un appareil médical magnéto-faradique quelconque à faible fréquence. Il est fondé sur le même principe que le galvanomètre à circuit mobile que j'ai fait connaître en 1881, avec M. Marcel Deprez, et dont l'emploi s'est généralisé depuis en

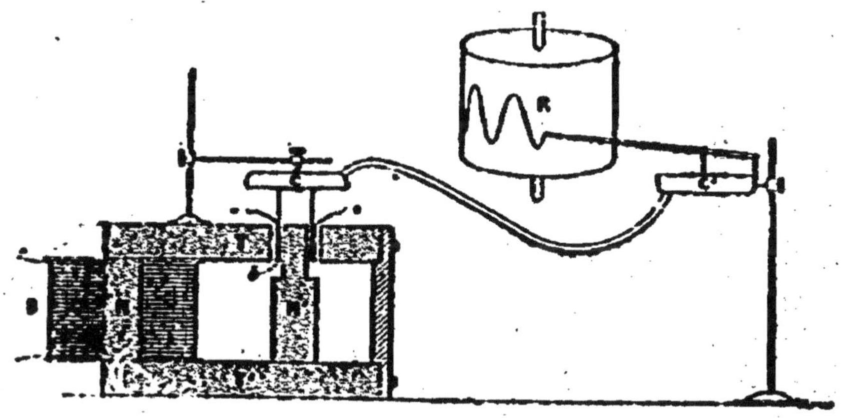

FIG. 2.

électrométrie, et se substitue actuellement en électrothérapie aux galvanomètres à aiguille aimantée (fig. 2.) Il

(1) Voir d'Arsonval, Société de Biologie, 1er avril 1882; Société de Physique, 1885 et 1891 ; — Lumière électrique, 1887 ; — Archives de Physiologie 1889 ; — Académie des sciences, 1891 ; — Société française d'électrothérapie, 1891,

se compose d'un puissant aimant (ou électro-aimant) T.T' NN' créant un champ magnétique annulaire comme dans mon téléphone. Dans ce champ peut osciller une légère bobine *b*, parcourue par l'onde électrique dont on veut inscrire la forme. En vertu d'une action bien connue, cette bobine se déplacera dans le champ, et son déplacement mesurera à chaque instant les variations du courant qui la traverse. Pour inscrire à distance ce déplacement, et l'amplifier en même temps, la bobine est suspendue à la membrane de caoutchouc d'un tambour de Marey *c*.

Ce premier tambour est relié à un second tambour amplificateur plus petit *c'* portant un levier inscripteur se déplaçant sur un cylindre enfumé *r*, mû par un mouvement d'horlogerie.

« L'instrument constitue un galvanographe très sensible, inscrivant à distance par le mécanisme bien connu des tambours à air de Marey, employés en physiologie. On obtient ainsi automatiquement la courbe de l'onde électrique émanant de l'électromoteur employée et l'on peut comparer facilement entre elles les différentes machines. Voici, à titre d'exemple, trois courbes provenant de trois appareils différents (fig. 3).

« La première provient d'une petite machine magnéto, genre Clarke (modèle médical de Gaiffe), à courants non redressés. On voit que la variation n'est pas uniforme. La seconde provient d'une machine analogue, mais à courants redressés (on voit qu'ils le sont incomplètement). Enfin, la troisième courbe (qui est très régulière), provient d'une petite machine médicale que j'ai imaginée pour avoir un courant dont la variation soit sinusoïdale. C'est une machine, genre Pixii, modifiée de la façon suivante (fig. 4).

« Un aimant circulaire *NS*, se meut devant un électro

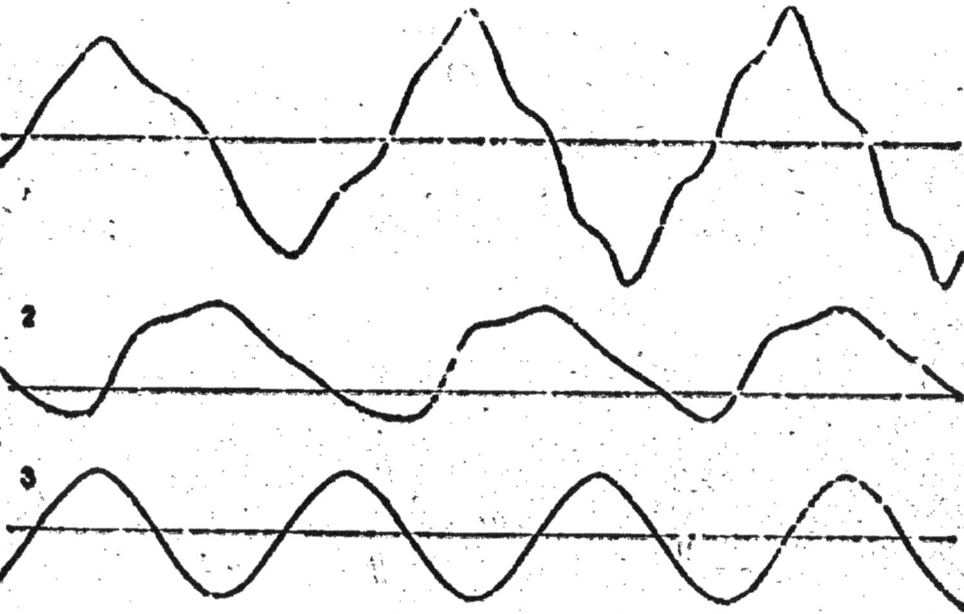

Fig. 3.

aimant fixe *E*, autour d'un axe *AA'*, commandé par la

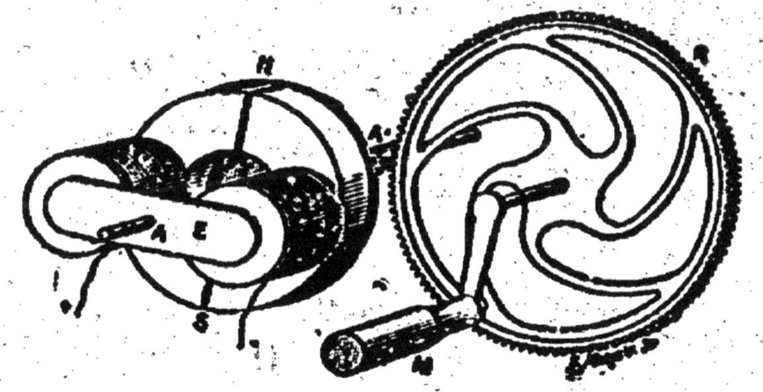

Fig.

roue dentée *R* et la manivelle *M*. On recueille ainsi aux

fils marqués + et — le courant représenté par la courbe 3 de la fig. 3. Ce courant sinusoïdal, à variations régulières, jouit de propriétés précieuses, comme je le dirai tout à l'heure. Il a l'avantage de ne donner aucun choc brusque, d'amener graduellement le tétanos du muscle (suivant la rapidité de la rotation) sans douleur, et son passage ne s'accompagne d'aucun phénomène d'électrolyse. Dans cette forme de courant alternatif, tout est connu ; on peut

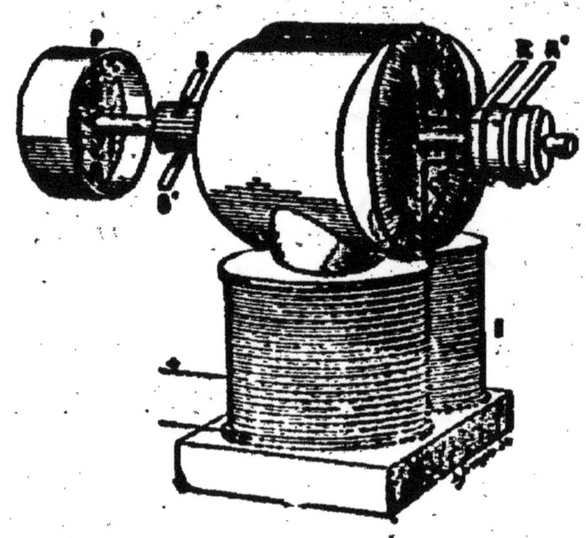

Fig. 5.

opérer toujours dans les mêmes conditions, contrairement à ce qui a lieu avec les appareils d'induction à trembleur, dont les effets varient, non seulement de l'un à l'autre, mais aussi pour le même appareil, suivant les caprices de l'interrupteur et de la pile qui le met en vibration ».

Quant à la manière d'obtenir ce nouveau courant sans entrer dans les détails des différents dispositifs, qui ne peuvent avoir qu'un intérêt historique pour un médecin-praticien, je tiens seulement à décrire le dernier modèle de M. d'Arsonval.

Ce modèle est une machine de Gramme modifiée dans le but d'obtenir des courants alternatifs-sinusoïdaux, et de pouvoir les doser, pour ainsi dire, à chaque moment de leur emploi.

« Soit CC' un anneau Gramme (fig. 5) portant, d'un côté de l'axe le collecteur ordinaire avec ses balais b, b' et de l'autre côté deux bagues métalliques isolées k, k', communiquant respectivement avec chaque moitié de l'anneau par deux prises de courant situées sur l'induit à 180 degrés. L'anneau tourne dans un champ magnétique créé par un courant indépendant, traversant l'inducteur i par les fils marqués + et —. Si l'on met l'anneau en mouvement par une force mécanique extérieure, on recueillera aux balais b, b' un courant continu, et aux frotteurs k, k' un courant alternatif à variations sinusoïdales.

« En plaçant sur l'axe de la machine, un indicateur de vitesse, on connaît à chaque instant la fréquence du courant. Quant à la force électromotrice maxima, elle est donnée tout aussi simplement et d'une manière continue par un voltmètre ordinaire à courant continu, relié aux deux balais b, b'.

« On fait varier la fréquence, en changeant la vitesse de rotation, et la force électromotrice en modifiant le champ magnétique créé par l'électro.

« Dans le modèle construit sur mes indications par M. Gaiffe, l'inducteur est constitué par un aimant permanent qu'on approche plus ou moins des épanouissements polaires pour modifier le champ. Le voltmètre donne aussitôt la valeur de l'ordonnée maxima et l'indicateur de vitesse, la fréquence. Les deux éléments de la sinusoïde sont donc connus à chaque instant et l'opérateur leur donne la valeur qu'il désire. Je ferai remarquer qu'en amenant un courant continu, provenant d'une pile, par exemple, aux balais *B*, *B'*, on recueillera en *K*,*K'* un courant sinusoïdal. En mettant *B*,*B'* en communication avec un réseau à 110 volts continus, et en intercalant un rhéostat convenable, on recueillera en *K*, *K'* des courants sinusoïdaux dont le voltage pourra varier de 110 à 20 volts, par exemple, et avoir ainsi une installation très simple. »

Ainsi nous avons constamment la mesure exacte des deux facteurs — la vitesse qui sera donnée par le nombre de tours que fait l'anneau de Gramme par seconde, et ce nombre sera multiplié par 2 et donnera ainsi le nombre de phases que parcourt le courant, puisqu'à chaque tour, le courant est renversé 2 fois. — Nous aurons aussi la force électromotrice mesurée par un voltmètre à courant continu, qui est en communication avec le collecteur de la machine de Gramme.

Nous avons donc dans ce cas là, un agent thérapeutique que nous pouvons doser à chaque instant, et c'est tout ce que nous pouvons demander à cet appareil au point de vue pratique.

V

PRÉFACE CLINIQUE DU Dr APOSTOLI AUX OBSERVATIONS. — Je ne pourrais mieux faire que de rappeler, dans cette partie de ma thèse, l'article du Dr Apostoli, publié dans la Revue internationale d'électrothérapie, novembre 1892 et intitulé : « Note sur les applications nouvelles dn courant alternatif sinusoïdal en gynécologie ».

Vu l'importance de cet article, entièrement basé sur les 34 observations qui suivent, je vais l'exposer dans toute son intégrité.

« Du mois de mars au mois d'août 1892, j'ai pu mettre en traitement *trente-quatre* malades, grâce au concours dévoué de mes excellents et distingués collaborateurs, MM. les Drs Grand et Lamarque.

« Je ne vous décrirai pas l'appareil de M. d'Arsonval que vous connaissez tous, et dont M. Gaiffe vous a montré un spécimen dans la séance de la Société d'Electrothérapie du 19 novembre 1891 (1).

« Cet appareil a d'abord été actionné par la pédale d'une machine à coudre; il est maintenant mû par un moteur dynamo qu'actionnent six accumulateurs, ce qui rend la tâche du médecin beaucoup plus facile. En régularisant le débit de l'instrument, et en rendant sa vitesse uniforme (vitesse que l'on peut graduer volontairement à l'aide d'un rhéostat), on augmente ainsi la tolérance acquise par les malades.

« Dans cette note je veux me cantonner aujourd'hui sur le terrain strictement clinique et ne désire vous parler que des résultats thérapeutiques obtenus.

« Depuis la rentrée des vacances *seize* (2) nouvelles malades sont en cours de traitement, mais leur observation est trop récente pour que je veuille maintenant en tenir compte. Je ne veux donc porter mon étude actuelle que sur les *trente-quatre* malades qui avaient été observées par moi au mois d'août dernier, et dont la plupart ont été revues après les vacances.

« Parmi ces *trente-quatre* malades, je compte douze fibromes et *vingt-deux* affections des annexes, qui ont subi au

(1) Voir la figure 4 de la page 31. — Le Dr Apostoli n'avait pas encore à cette époque à sa disposition le nouvel appareil représenté à la figure 5.

(2) Actuellement (1er mars 1893) le chiffre des nouvelles malades soumises au courant sinusoïdal est de près de *60*, en dehors des *34* qui font le sujet de cette thèse.

total, jusqu'au mois d'août, *trois-cent-vingt* séances, depuis lors, ce chiffre s'est accru considérablement de tout l'appoint de mes nouvelles applications).

Toutes mes *trente-quatre* malades ont subi une thérapeutique sinusoïdale uniforme : un pôle sous la forme d'hystéromètre étant placé dans l'utérus et le circuit étant fermé sur le ventre par une plaque de terre glaise. La durée de chaque séance a toujours été de *cinq* minutes ; elles ont été renouvelées assez régulièrement *deux* à *trois* fois par semaine. Toutes ces *trente-quatre* malades ont été scrupuleusement observées, et leur histoire symptomatique a été notée au jour le jour avec le plus grand soin par mon assistant, M. Deletang.

« Plusieurs de mes malades, avant d'être soumises au courant sinusoïdal, avaient déjà subi une ou plusieurs applications antérieures de courants, soit faradiques, soit galvaniques; d'autres étaient vierges de tout traitement électrique antérieur. J'ai ainsi pu comparer, tout d'abord, la valeur thérapeutique des résultats obtenus suivant les diverses modalités électriques, et cette comparaison a été pour moi la source du plus grand enseignement et du plus vif intérêt.

« Sans avoir, je le répète, la prétention de juger en si peu de temps une question si complexe, je vais seulement vous donner mes impressions sous forme de conclusions *générales* et *sommaires* basées sur la réalité des faits observés:

« 1° — Un premier point se dégage de ma thérapeutique, c'est *l'innocuité absolue de cette application* et sa *tolérance* par toutes les malades. Je n'ai jamais eu, en effet, à constater même une menace de réaction post-opératoire trop douloureuse ; la note dominante, au contraire, a été la *sédation* qui suit presque toutes les séances, tandis que, généralement, les galvano-caustiques intra-utérines sont suivies de coliques utérines plus ou moins fortes. Ici, au contraire, les douleurs post-opératoire sont l'exception : telle malade qui souffrait avant, est généralement mieux après la séance. Le repos post-opératoire si nécessaire après les galvano-caustiques, n'est plus ici de rigueur : les malades peuvent se mouvoir immédiatement après, quitter la clinique et rentrer au besoin chez elles à pied sans inconvénient.

« 2° -- La sensibilité utérine au courant sinusoïdal offre des variations que je dois vous signaler : la réaction douloureuse augmente avec la vitesse des alternances ; telle malade qui supporte très bien une vitesse moyenne de *quatre à six mille* par minute, tolère difficilement une vitesse double, telle que peut donner l'appareil de M. d'Arsonval à grande marche.

« Ici, du reste, comme pour le courant galvanique, l'état des annexes semble régler, tout ou partie, de la sensibilité utérine au courant sinusoïdal ; aussi les malades atteintes d'ovaro-salpingite sont-elles beaucoup plus intolérantes que celles qui n'ont qu'un fibrome pur et simple.

« Cette question fort intéressante réclame un supplément d'examen qui sera l'objet d'une prochaine note.

« 3° — Le symptôme *hémorrhagie* a comme vous le savez une origine complexe et multiple en gynécologie, et vous n'ignorez pas toute la puissance de l'action hémostatique des applications galvaniques. Or, c'est dans ces cas, dans les fibromes saignants et hémorrhagiques, que le courant sinusoïdal s'est montré jusqu'ici le plus *impuissant*. Il n'arrête pas les hémorrhagies, ou les arrête mal et d'une façon exceptionnelle, voilà le résultat certain de mon expérimentation jusqu'à ce jour. Ce résultat *négatif* sera-t-il *définitif* ? En changeant la hauteur de l'onde électrique, en appliquant aux malades des courants plus rapides ou plus intenses, obtiendra-t-on un meilleur résultat ? C'est ce qu'il est impossible de préciser à cette heure et ce qui fait l'objet de mes recherches actuelles.

« Il y a cependant lieu de ne pas désespérer entièrement, car si beaucoup d'hémorrhagies sont liées à un état morbide de la muqueuse et réclament avant tout l'action topique électrolytique et hémostatique du courant galvanique, d'autres hémorrhagies, au contraire, sont de nature essentiellement réflexe et proviennent d'une irritation des annexes, ou d'origine médullaire. Ici l'action sédative et par suite hémostatique, à longue portée, du courant alternatif peut être entrevue, soupçonnée, mais non encore toutefois justifiée par les faits.

« Jusqu'à présent, en résumé, la plupart des hémorrhagies, soit menstruelle ou inter-menstruelle, ont été rebelles, et celles qui ont cédé un instant n'ont pas tardé à récidiver et à devenir ainsi justiciables de la galvanocaustique positive intra-utérine.

« 4° — En dehors de l'hémorrhagie, j'ai étudié l'action du courant sinusoïdal sur les *fibromes*, tant au point de vue *anatomique* que *symptomatique*. Jusqu'à présent, dans les conditions opératoires où je me suis placée, il n'y a pas d'action sensible sur le volume de la tumeur et, de ce côté comme pour l'hémorrhagie, le courant sinusoïdal a paru inférieur au courant galvanique.

« La question reste donc réservée pour l'avenir en modifiant les conditions opératoires.

« La même réserve doit être faite à propos de l'hydrorrhée liée à certains fibromes. Ici encore, il faut noter l'insuccès apparent du courant alternatif.

« 5° — Le triomphe du courant alternatif en gynécologie, c'est *l'inflammation utérine* et surtout *péri-utérine*; c'est contre l'élément *douleur*, en un mot, qui occupe une place si grande et si fréquente en gynécologie, que j'ai obtenu le plus de succès.

« Soit que la douleur fût liée à une endométrite simple, soit qu'elle fût sous la dépendance d'une affection même aiguë des annexes, dans mes observations la douleur a été le plus souvent, je ne dis pas toujours, très vite atténuée par les premières applications alternatives.

« La démonstration a été faite de plusieurs manières qui rendent l'épreuve concluante : soit sur des malades vierges de tout autre traitement et qui n'ont été soumises qu'au seul courant alternatif; soit sur des anciennes malades atteintes d'affections plus ou moins graves des annexes et qui venaient de subir, avec plus ou moins de succès, un traitement soit faradique, soit galvanique. Dans presque tous ces cas, où l'épreuve comparative a pu être faite, *la préséance du courant alternatif sinusoïdal sur l'élément douleur paraît acquise*, et j'ai vu plusieurs femmes, notamment atteintes de cellulite pelvienne, ou d'ovaro-salpingite grave, qui ont été remarquablement soulagées et ont retiré de quelques séances, (dix à quinze en moyenne), un bénéfice durable qui a survécu à l'interruption du traitement pendant les vacances.

« 6° — Le courant alternatif m'a donné une réponse très intéressante, mais encore inexpliquée, dans le traitement de la *leucorrhée* qui, comme l'hémorrhagie, occupe une place très grande en gynécologie.

« Le symptôme *leucorrhée*, si variable et si complexe,

parfois continu et d'autres fois intermittent chez la même malade, échappe le plus souvent à une analyse étiologique bien définie. C'est un symptôme très rebelle qui, parfois, survit au curettage même très bien fait, et qui souvent aussi échappe à l'influence curative des applications galvaniques intra-utérines. Or, malgré tout et à ma grande surprise, le courant sinusoïdal a été très puissant dans plusieurs cas, soit de fibromes, soit d'affection des annexes, compliqués de *leucorrhée rebelle*.

« Plusieurs de mes malades ont ainsi vu leur *leucorrhée* diminuer ou disparaître ; voilà un fait très important à retenir, qui trouvera probablement bientôt son explication pathogénétique ; mais on peut d'ores et déjà dire que, puisque le courant sinusoïdal ne s'accompagne pas d'électrolyse, et qu'il n'a aucune action polaire caustique, le résultat ne peut dépendre que d'une action réflexe exercée sur le système nerveux, qui préside aux congestions utérines et péri-utérines.

« 7° — Enfin, le courant sinusoïdal s'est montré très favorablement actif dans les *exsudats péri-utérins* qui accompagnent si fréquemment les affections des annexes. Ici, il nous est apparu comme un décongestif puissant, comme un sédatif de premier ordre, et comme favorisant très efficacement la résolution des exsudats.

« Les affections des annexes, avec leurs complications immédiates ou éloignées, sont le grand écueil de la gynécologie conservatrice et, le plus souvent, la seule cause de nos insuccès.

« Nous devons donc accueillir très favorablement tout traitement médical, qui augmente nos ressources curatives, et éloigne d'autant toute obligation d'extirpation chirurgicale radicale.

« Le courant sinusoïdal, appliqué avec ou sans l'appoint des applications faradiques ou galvaniques, sur plusieurs de mes ovaro-salpingites, a été d'un puissant secours que je signale à votre attention, car ces services rendus seront, je l'espère, un de ses plus beaux titres à son introduction définitive, dans le domaine de la thérapeutique gynécologique.

« En résumé, ce traitement tout récent qu'il soit, et tout incomplet qu'il paraisse encore, a toutefois donné une réponse assez nette pour qu'il soit permis de le considérer comme une heureuse conquête de la thérapeutique gynécologique. Des recherches complémentaires permettront de préciser et de fixer dans un avenir prochain, les conditions opératoires les meilleures pour combattre des états pathologiques différents (hypertrophiques, infectieux, ou phlegmasiques), et il y aura lieu de faire varier dans tel ou tel cas le *nombre* — la *durée* — le *rapprochement des séances*, et d'étudier les différences curatives qui résulteront des variations qu'on pourra imprimer au *voltage*, ainsi qu'à la rapidité des alternances.

« Les résultats acquis prouvent que le courant alternatif sinusoïdal doit prendre sa place en gynécologie à côté, *mais non encore au-dessus*, du courant faradique et galvanique.

« Il est destiné à leur servir, soit d'auxiliaire actif en les complétant, soit à les suppléer et à remplir des indications personnelles et nouvelles que l'avenir établira avec plus de netteté.

« C'est jusqu'à présent le médicament par excellence de la *douleur*, et, comme tel, s'il ne saurait faire table rase des applications faradiques et galvaniques qui ont fait leur preuve, c'est toutefois une arme de plus, et la *gynécologie conservatrice* ne peut qu'accepter tout ce qui tend à élargir et à fortifier son domaine » (1).

(1) Voir la communication faite par le Dr Apostoli au Congrès international de gynécologie de Bruxelles, septembre 1892. — « *Note sur les applications nouvelles du courant alternatif sinusoïdal en gynécologie.* »

OBSERVATIONS

NOTA

Pour l'intelligence et la rapidité de lecture du texte, voici les signes principaux abréviatifs qui ont été introduits dans le cours des observations qui vont suivre :

B. S = bien supportée.

M. A = Milliampères.

G. C. + 100.5' = Galvano-caustique chimique, positive, à 100 milliampères, pendant 5 minutes.

G. C. — 50.6' = Galvano-caustique négative, à 50 milliampères, pendant 6 minutes.

G. P. + = Galvano-puncture vaginale positive.

Alt. résistance 0. Monopolaire, 5'. petite vitesse B. S = Application du courant alternatif sinusoïdal, sans résistance intercallaire, pendant 5 minutes, avec l'appareil de d'Arsonval (1er modèle) marchant à petite vitesse (soit de 3 à 4.000 alternances par minute, — la grande vitesse pouvant donner jusqu'à 10 à 12,000 alternances par minute), séance bien supportée et l'application étant toujours faite d'une façon monopolaire, c'est-à-dire, un pôle étant placé dans l'utérus, et le circuit étant fermé sur le ventre.

G. C. vag. labile. = Galvano-caustique chimique vaginale labile.

N. B. Toutes les applications galvaniques faites à la clinique du Dr Apostoli en gynécologie se divisent en quatre catégories :

1° D'abord les *galvano-caustiques intra-utérines* qui sont le procédé usuel, en appliquant, suivant les circonstances, dans l'utérus soit le pôle positif, soit le pôle négatif, et faites, soit à l'aide d'une sonde en platine, soit à l'aide d'une électrode en charbon.

2° Les *galvano-punctures* qui sont toujours *vaginales* et toujours faites actuellement à l'aide d'un trocart en or, isolé jusque tout près de son extrémité, trocart que l'on enfonce de un à 2 centimètres, soit sur la portion saillante d'un fibrome, soit dans un des culs-de-sac latéraux ou postérieur.

3° Les galvano-caustiques vaginales, plus rarement appliquées, le sont de deux manières différentes :

a) Soit vaginales *labiles* à l'aide d'une électrode en charbon, que l'on promène pendant toute la séance tout le long des parois vaginales, de bas en haut et inversement, pour réduire au minimum l'action caustique, ou mieux pour la diffuser sur une large surface, et la rendre ainsi plus tolérable.

b) Soit vaginales *fixes* à l'aide d'une électrode en charbon protégée que l'on recouvre de ouate hydrophile, roulée autour et préalablement mouillée ; la ouate a pour but de réduire également au minimum l'action caustique sur les parois du vagin.

OBSERVATION I. (*Résumée*).

Action efficace du courant alternatif sur les douleurs abdominales dysménorrhéiques et ovariennes et sur la leucorrhée.

Mme N., 35 ans 1/2, ménagère, 6 enfants (le dernier, il y a 4 ans) 3 fausses couches (la dernière, il y a 1 an).

Etat actuel, avril, 1892. — Se présente à la clinique du Dr Apostoli le 16 avril 1892 adressée par le Dr Guelpa. La malade accuse les symptômes suivants :

Douleurs de ventre mal localisées datant d'il y a 10 ans, à la suite de la deuxième fausse couche. Ces douleurs sont intermittentes, plus marquées dans le côté droit, jamais bien aiguës, n'ayant jamais forcé la malade à garder le lit.

Dysménorrhée menstruelle à début récent, depuis 2 mois seulement.

Leucorrhée assez abondante, à début plus récent encore, depuis 3 semaines.

Etat général peu satisfaisant : constipation, peu d'appétit, sommeil agité, faiblesse générale.

Diagnostic. — Douleur ovarienne double plus accusée à droite, utérus en rétroflexion, endométrite, annexes prolabés.

Traitement. — Le traitement est commencé le 3 mai 1892. Du 3 mai 92 au 4 août, on fait à la malade 7 applications de courants alternatifs sinusoïdaux, 5 minutes chaque, moyenne et petite vitesse.

Résultats. — Après les sept alternatives on pouvait dire que le résultat obtenu était des plus satisfaisants. Il y avait eu une grande atténuation et même une disparition presque complète des douleurs abdominales.

La leucorrhée était devenue très légère, la dysménorrhée avait été très atténuée aussi.

Bref, l'amélioration avait été des plus sensibles, et avait porté sur tous les symptômes accusés par la malade lors de sa première visite à la clinique.

29 *octobre* 1892. — La malade n'a pas été vue depuis près de 3 mois ; l'amélioration notée au mois d'août a persisté. Les douleurs intermenstruelles abdominales sont restées très atténuées, les douleurs menstruelles également. La leucorrhée est toujours, sinon insignifiante, du moins très légère.

Il n'y a que l'état général de la malade qui laisse un peu à désirer, la constipation est toujours opiniâtre, l'appétit capricieux, le sommeil agité. Au toucher, l'utérus est mobile, en rétroflexion réductible ; la douleur ovarienne a disparu à la pression même très profonde.

Il y a très peu de sensibilité dans les culs-de-sac, bien qu'il y ait toujours le même prolapsus des annexes.

En somme, il est encore besoin de quelques applications de courants alternatifs pour compléter la cure thérapeutique.

8e application de courants alternatifs sinusoïdaux, vitesse maxima 5 minutes, bien supportée.

8 *novembre* 92. — 9e application de courants alternatifs sinusoïdaux, vitesse moyenne. B. S.

15 *novembre* 92. — 10e application. Id.

L'amélioration symptomatique persiste, la leucorrhée a même disparu tout à fait.

3 *mars* 1893. — La malade n'est pas revenue à la clinique depuis le milieu de novembre 92 jusqu'à aujourd'hui 3 mars 1893.

Elle signale surtout des troubles dans son état général ayant eu assez souvent de la faiblesse, de la gastralgie, des douleurs névralgiques et dernièrement l'influenza qui l'a forcée à garder le lit pendant une quinzaine de jours. Le docteur Guelpa qui l'a soignée, l'a engagée à suspendre momentanément le traitement électrique.

Du côté de l'utérus, elle déclare qu'elle a été assez bien, quoique la leucorrhée soit réapparue depuis deux mois, mais les douleurs de ventre intermenstruelles sont très légères, la dysménorrhée menstruelle reste très atténuée et les règles sont moins abondantes qu'autrefois, surtout depuis trois mois.

En somme, la malade est restée *très améliorée* pour les symptômes qui l'avaient amenée à la clinique en avril 1892.

Réflexions. — Cette observation offre un exemple typique de la rapidité avec laquelle le courant alternatif sinusoïdal appliqué dans l'utérus, peut exercer une action efficace et durable sur les divers symptômes de l'endométrite, et notamment sur la douleur dysménorrhéique, et sur la leucorrhée. L'amélioration s'est en partie maintenue plusieurs mois après.

OBSERVATION II. (*Résumée.*

Action éloignée sédative probable des galvano-caustiques intra-utérines et des courants alternatifs sur une ovaro-salpingite aiguë.

Madame R..., 23 ans, sans profession.

Etat actuel, 7 Juin 1892. — Deux enfants, le dernier il y a 3 ans.

Se présente à la clinique du Dr Apostoli le 7 juin 1892.

Elle est malade depuis huit ans, mais surtout depuis trois ans, à la suite d'un accouchement difficile.

Les symptômes qu'elle accuse sont les suivants :

1° Ménorrhagies avec dysménorrhée la forçant quelquefois à garder le lit et durant de 8 à 10 jours.

2° Douleurs intermenstruelles sourdes dans le bas ventre et les reins (à forme intermittente).

3° Ballonnements abdominaux pénibles.

4° Leucorrhée sero-purulente abondante.

5° Mauvais état général. Constipation, pas d'appétit, pas de sommeil, marche difficile, faiblesse générale.

6° De plus, c'est une nerveuse qui a eu des crises de nerfs et qui présente souvent du nervosisme marqué.

Diagnostic. — Uréthrite, utérus en rétroflexion, ovaro-salpingite double, plus accusée à droite.

Traitement. — Le traitement commence le 9 Juin. Du 9 juin au 13 août, on fait à la malade : 7 galvano-caustiques intra-utérines positives d'une moyenne de 30 à 50 milliampères, 5 minutes chaque. Les 5 premières furent bien supportées ; les deux dernières donnérent lieu à de la réaction post-opératoire marquée.

6 applications de courants alternatifs sinusoïdaux avec vitesse moyenne, 5 minutes chaque, sans réaction opératoire, mais avec de la réaction post-opératoire douloureuse 5 fois sur 6 (ce qui est tout à fait anormal).

Résultats. — Les 5 premières galvano-caustiques ont donné un résultat assez sensible, non pas pour les douleurs de ventre qui se calment pendant un ou deux jours après chaque séance et reviennent ensuite, mais pour d'autres symptômes : les douleurs lombaires, les ballonnements abdominaux, la leucorrhée, ont été très atténués en fréquence et en intensité.

Une fois aussi, en juillet, la malade eut une menstruation sans douleurs, et sans être obligée de garder le lit ; mais après la cinquième galvano-caustique, les symptômes atténués reparurent avec les mêmes caractères qu'avant le début du traitement : donc, résultats non durables.

On essaya alors les courants alternatifs sinusoïdaux. Il est d'abord un fait important à noter à cause de sa rareté chez les malades soumises à ce genre de traitement : la malade souffrait davantage après les séances.

Ces applications de courants alternatifs ne donnérent pas non plus de résultats appréciables immédiats; les douleurs abdominales et lombaires restèrent les mêmes qu'avant ; au contraire, les pertes menstruelles augmentaient encore, et se mélangeaient de caillots sanguins, ce qui n'existait pas auparavant.

Quant à la leucorrhée, elle n'était que peu atténuée.

En somme, galvano-caustiques et courants alternatifs ne donnèrent pas de résultats symptomatiques marqués immédiats (août 1892) sauf les 5 premières galvano-caustiques.

1er *Octobre* 1892. — On revoit la malade après une absence d'un mois 1/2. Elle déclare que son état est bien meilleur. Elle n'a plus de douleurs dans les deux côtés du bas ventre.

Les douleurs de reins sont très atténuées, la leucorrhée a disparu ; Les menstruations durent toujours 8 jours, sont toujours abondantes, mais elles ne sont presque plus douloureuses.

La malade va donc beaucoup mieux, mais est-elle guérie ? A cette question, elle répond : pas tout à fait, car elle a encore de temps en temps, plusieurs fois par jour même, des douleurs profondes, utérines sans doute, venant sous une forme lancinante : c'est là actuellement le symptôme dominant.

Au toucher : L'utérus est gros, en rétroflexion ; mais la note caractéristique actuelle, c'est la diminution de la sensibilité et la diminution de l'empatement bilatéral des annexes ; à droite, la tumeur des annexes a beaucoup diminué ; à gauche, on trouve encore les annexes douloureux, mais moins enflammés, moins hypertrophiés.

En résumé, il y a une réduction anatomique manifeste qui coïncide avec l'amélioration symptomatique considérable accusée par la malade. Ce résultat très net est-il dû au traitement et, dans ce cas, sont-ce les galvano-caustiques ou les courants alternatifs qui ont produit la plus grande amélioration ? Il est difficile de se prononcer avec certitude à ce sujet.

20 *octobre* 1892. — Septième application de courants alternatifs sinusoïdaux. Contrairement à l'habitude, la malade n'a pas eu la réaction post-opératoire qu'elle avait eue après les autres séances.

2 *février* 1893. — La malade n'a pas été vue depuis trois mois.

Elle a été assez bien, ne souffrant pas, ou presque pas, du ventre pendant les mois de novembre et décembre 92 et la 1re quinzaine de janvier 93.

Depuis 15 jours (depuis le milieu de janvier) elle se trouve moins bien parce qu'il y a un réveil de gonflements abdominaux pénibles et d'élancements assez fréquents dans le bas-ventre, parce qu'elle n'a pas d'appétit, dort mal, et se sent très fatiguée.

En somme, persistance de l'amélioration obtenue et notée en octobre 92 pendant les mois de novembre et décembre et la première moitié de janvier 93, puis rechute depuis 15 jours.

8me application de courants alt. sinusoïdaux.

N B. — Cette dernière application est faite par erreur car l'utérus est gros, avec col et corps ramollis, le col surtout ayant le ramollissement de la grossesse commençante.

Les annexes sont prolabés, mais sans phlegmasie péri-utérine aiguë : il n'y a qu'un peu de sensibilité quand on soulève l'utérus ou qu'on déprime les culs-de-sac.

L'examen fait donc soupçonner une grossesse probable au début et constater une diminution considérable de l'ancienne phlegmasie des annexes.

23 février 93. — Le lendemain de la séance du 2 février (où l'on fit par erreur, au lieu de s'abstenir, une 8me application de courants alternatifs sinusoïdaux) la malade a été prise dans tout le ventre et les reins de douleurs très vives qui ont augmenté d'intensité pendant 4 jours. Le 1er jour de cette crise aux douleurs est venu s'ajouter un petit écoulement sanguin qui le lendemain augmentait sensiblement et se changeait en une perte très abondante, avec caillots et douleurs ; ces douleurs étaient des douleurs expulsives bien caractérisées. Donc : fausse couche probable de 15 jours environ (6 février 93).

. Le docteur Apostoli appelé près de la malade, prescrit des cataplasmes et des lavements laudanisés qui calment un peu les douleurs, mais la malade a souffert cependant assez pour garder le lit jusqu'aujourd'hui (23 février).

Actuellement, les douleurs sont un peu calmées, mais la malade se sent encore très faible : elle n'a pas d'appétit et très peu de sommeil.

Au toucher. — Ovaro-salpingite double avec paramétrite et périmétrite aiguë. Rétroflexion utérine.

Donc : rechute symptomatique complète.

9me application de courants alternatifs sinusoïdaux.

25 février 93. — Les douleurs de ventre et des reins sont sensiblement diminuées en intensité et en fréquence ; la malade mange un peu mieux et dort mieux.

10me application de courants alternatifs sinusoïdaux.
Le traitement continue.

RÉFLEXIONS. — Cette observation est très démonstrative au point de vue de l'intervention possible et de l'efficacité fréquente d'un traitement électrique rationnel appliqué même dans la période aiguë d'une inflammation des annexes.

OBSERVATION III (*Résumée*).

Influence favorable et prépondérante du courant alternatif sur l'élément douleur dans une ovaro-salpingite.

Mme H... 27 ans, batteuse d'or. Nullipare.

État actuel, 9 *juin* 1891. — Se présente à la clinique du Dr Apostoli avec les symptômes suivants :

Aménorrhée depuis 10 mois; douleurs dans le côté droit du ventre, venant sous une forme intermittente, assez aiguës le plus souvent ; un peu de leucorrhée.

Etat général peu satisfaisant : Phénomènes congestifs, mictions difficiles et fréquentes, sommeil agité, marche pénible, travail impossible, céphalalgies continuelles; de plus, la malade est une nerveuse avec crises de nerfs véritables.

Diagnostic. — A l'examen on trouve un utérus en antéflexion avec hypertrophie fibreuse de la face antérieure qui simule une tumeur juxta-utérine. Prolapsus de la trompe gauche et tumeur sphérique de la région ovarienne gauche, (périmétrite avec périovarite gauche). A droite, trompe hypertrophiée et peut-être kystique.

Traitement. — Il a débuté par des galvano-caustiques intra-utérines positives. En 13 mois, de juin 91 à juillet 1892, on fait à la malade :

24 galvano-caustiques intra-utérines, positives, d'une moyenne de 60 milliampères, 5 minutes chaque, bien supportées en général.

13 galvano-caustiques négatives d'une moyenne de 55 milliampères.

12 applications de courants alternatifs sinusoïdaux (à vitesse maxima, moyenne et petite).

Résultats. — Si l'on compare les résultats obtenus après un an de traitement on trouve que les *galvano-caustiques positives* étaient suivies d'une réaction post-opératoire douloureuse assez grande. Elles avaient pu un moment vaincre l'aménorrhée. Pendant trois mois en effet, au cours des galvano-caustiques positives, la malade a eu ses règles, trois jours chaque fois, et pendant très peu de sang. Puis de nouveau l'aménorrhée reparut. Quant aux douleurs droites, elles n'avaient pas été influencées d'une façon durable par les galvano-caustiques positives.

Les *galvano-caustiques négatives* n'exercèrent aucune amélioration, ni pour les douleurs droites, qui ne furent pas atténuées, ni pour l'aménorrhée qui persista aussi complète. Au contraire, au cours de ces applications négatives apparut un autre symptôme douloureux surajouté aux douleurs droites, à savoir des élancements fréquents dans les deux côtés du ventre.

Pendant les galvano-caustiques, la leucorrhée peu abondante au début du traitement était devenue presque insignifiante.

Même état général ; toujours des phénomènes congestifs.

Les courants alternatifs qui n'ont donné lieu à aucune réaction post-opératoire n'ont pu vaincre non plus l'aménorrhée persistante, mais ils ont eu la plus heureuse influence sur les douleurs qui n'avaient été que peu ou pas atténuées par les galvano-caustiques.

A la fin de juillet 92, après 12 alternatives, la malade déclarait que ses douleurs droites et les élancements des deux côtés du ventre avaient beaucoup diminué et de fréquence et d'intensité.

La leucorrhée restait insignifiante.

L'état général était toujours dominé par le nervosisme et les symptômes congestifs : céphalalgies, bouffées de chaleur, nausées, étourdissements que la malade attribuait avec raison à l'aménorrhée persistante.

Octobre 1892. — Une preuve de l'influence heureuse des courants alternatifs sinusoïdaux sur les douleurs de la malade est donnée par cette dernière à son retour à la clinique en octobre 92, après deux mois et demi d'absence.

Pendant la suspension du traitement les douleurs droites ont reparu plus vives; la malade revient, on la soigne une seule fois (courants alternatifs sinusoïdaux) et elle souffre beaucoup moins.

Pendant la suspension du traitement l'aménorrhée a persisté complète : au moment présumé des règles, les douleurs droites augmentaient, et la malade éprouvait des étouffements et des faiblesses. La leucorrhée est restée très légère.

Etat général toujours dominé par le nervosisme; la malade signale aussi un symptôme nouveau apparu en septembre 92 : celui de faiblesses, de demi syncopes qui surviennent quelquefois deux ou trois fois dans la même journée.

27 octobre et 5 novembre. — Deux nouvelles applications de courant alternatif identiques aux précédentes ; l'amélioration a beaucoup augmentée.

19 novembre 1892. — Quelques douleurs intermittentes dans les deux côtés du bas-ventre depuis 15 jours, mais peu de leucorrhée . 15e alt. sinusoïdale.

13 décembre 1892. — Mêmes symptômes que le 19 novembre 16e alt. sinusoïdale.

5 janvier 1893. — Assez bien. Mieux qu'il y a 3 semaines ; presque pas de douleurs de ventre et leucorrhée insignifiante.

17e alt. sinusoïdale.

Le traitement continue mais les séances s'espacent vu l'amélioration très réelle.

3 mars 1893. — La malade qui n'a pas été vue depuis le 5 janvier dernier (son travail exigeant une grande régularité) ne s'est pas trouvée aussi bien pendant cette absence que lorsqu'elle suivait le traitement électrique :

Elle a eu souvent dans ces deux derniers mois des douleurs sourdes, intermittentes dans les deux côtés et dans le bas-ventre, avec prédominence à droite et surtout après fatigue.

Elle a de la leucorrhée presque continue, variable en abondance, ayant augmenté dans ces deux derniers mois.

L'aménorrhée a persisté complète.

Elle est toujours nerveuse et a fréquemment des faiblesses, des migraines, des étourdissements.

Elle travaille, mais avec assez de difficultés. En somme, elle n'est pas aussi bien qu'en janvier dernier, et la suspension du traitement électrique (surtout des applications de courants sinusoïdaux) lui a été défavorable. C'est la deuxième fois, que la malade fait cette déclaration. (La première fois en octobre 1892 après deux mois d'absence).

RÉFLEXIONS. — Cette observation offre le plus grand intérêt : Etant donnée une femme jeune, atteinte d'une affection grave des annexes, justiciable à tous égards de la chirurgie radicale, elle montre l'influence favorable que l'on peut obtenir d'une médication électrique conservatrice.

Soignée en effet depuis un an, cette femme a pu constamment, quoique souvent avec difficulté, continuer son travail fatiguant d'ouvrière.

Si la médication électrique n'a pas amené un résultat curatif complet, elle a toutefois, grâce au courant alternatif, procuré un soulagement efficace, quoique non durable, de l'élément douleur, et a pu rendre le travail moins pénible.

Ici, la prépondérance de l'influence favorable du courant alternatif contre l'élément douleur s'est manifestement accusée, et lui a assuré la suprématie sur les diverses applications galvaniques qui avaient été antérieurement faites.

OBSERVATION IV (*Résumée*).

Action favorable et durable du courant alternatif contre des hémorrhagies menstruelles.

Mme L., 31 ans, corsetière, Nullipare.

Antécédents pathologiques. — Se présente à la Clinique du Dr Apostoli le 15 mars 1892. Elle déclare que pendant deux ans, pendant les années 1891 et 1892, elle a eu des pertes menstruelles des plus abondantes. Malgré les injections d'ergotine, ces pertes duraient au moins 3 semaines sur un mois, très abondantes, avec de gros caillots, indolores du reste. Depuis 2 mois, janvier et février, les règles sont encore des ménorrhagies, mais ne durent plus que 8 jours.

Symptômes actuels. — Ménorrhagies, leucorrhée abondante, surtout pré-menstruelle, pesanteur abdominale, et quelquefois de petits élancements dans le côté droit.

Diagnostic. — On examine la malade et l'on trouve : une hypertrophie utérine avec localisation fibreuse à droite, à gauche une tumeur qui paraît indépendante de l'utérus, elle en est séparée par un sillon. Elle est grosse comme une petite mandarine, et on l'explore très bien par le toucher rectal. C'est probablement un fibrome pédiculé gauche.

Traitement. — Le traitement commence le 17 mars 1892 ; il se se compose exclusivement d'applications de courants alternatifs sinusoïdaux.

Du 17 mars à fin juin 92, on fit à la malade 9 applications de ce genre (9 alternatives sinusoïdales, monopolaires, résistance 0,5 minutes chaque, vitesse moyenne et maxima), en général bien supportées.

Résultats immédiats. — En juin 1892, après 3 mois 1/2 de traitement, on notait les résultats suivants :

Ménorrhagies disparues après la quatrième application des courants alternatifs ; les règles qui durent 8 jours encore, sont tout au plus un peu abondantes, avec quelques caillots, mais il n'est plus question de pertes.

Disparition complète de la pesanteur abdominale et des petits élancements droits.

Leucorrhée absolument insignifiante maintenant.

Résultats éloignés. (25 *octobre*) — On revoit la malade après une absence de 4 mois. Elle déclare avoir été bien depuis la suspension du traitement. Les règles sont régulières, durant 6 jours (au lieu de 8), normales comme abondance, avec encore quelques caillots, mais pas de douleurs du tout. Aucune douleur intermenstruelle ; un peu de leucorrhée, seulement la semaine qui précède les règles. Bon état général.

A l'examen l'utérus est toujours hypertrophié à droite, mobile et à consistance fibreuse. La tumeur gauche paraît manifestement rétrocédée, elle est plus profonde, moins accessible au doigt, moins globulaire, plus résistante. C'est comme nous l'avons dit au début un petit fibrome sous-péritonéal très probablement.

En somme, les résultats qui paraissent acquis sont :

Guérison symptomatique.

Amélioration anatomique obtenue par 9 applications de courants alternatifs.

4 *mars* 1893. — La malade n'a pas été vue et n'a pas donné de ses nouvelles depuis le 25 octobre, époque à laquelle elle se disait guérie symptomatiquement. Depuis lors la guérison symptomatique a persisté. Elle n'a ni douleurs menstruelles ni intermenstruelles — règles régulières, normales comme abondance et sans caillots — état général excellent — très légère leucorrhée intermittente.

Réflexions. — Cette observation offre un exemple remarquable et tout à fait exceptionnel, de l'action favorable du courant alternatif pour combattre les hémorrhagies utérines. Par la rapidité de son action et la durée de son efficacité, le courant alternatif s'est montré ici très favorable, tandis que d'ordinaire il augmente, ou bien n'a pas d'action manifeste sur les hémorrhagies.

L'interprétation de cette cure symptomatique anormale reste encore à trouver.

OBSERVATION V. (*Résumée*).

Gros fibrome très hémorrhagique. — Insuccès des courants alternatifs contre les douleurs, et surtout contre les hémorrhagies.

Mme G. 48 ans, journalière. Un enfant il y a 20 ans.

Etat actuel, 23 *février* 1893. — Cette malade adressée par M. le Dr *Braunberger* se présente à la clinique Dr Apostoli, le 23 février 93 ; elle se plaint de ménorrhagies dont le début remonte à 1876, mais qui ont considérablement augmenté depuis 7 ans, durant quelquefois 15 ou 18 jours par mois, quelquefois même davantage, avec de gros caillots, mais sans douleurs habituellement. Augmentation progressive du volume de l'abdomen, pesanteur abdominale. pénible et douleurs de reins de date récente (un ou deux mois). Leucorrhée intermittente plus ou moins abondante.

Diagnostic. — Fibrome sous-péritonéal considérable, débordant l'ombilic en haut, mobile, avec des noyaux multiples.

Traitement. — Du 30 mars à juin 1893, on fait à la malade 14 applications de courants alternatifs sinusoïdaux (grande vitesse et moyenne vitesse), bien supportées.

Les résultats après ces trois mois de traitement (en juin 1892) étaient les suivants :

Pas de grandes ménorrhagies comme auparavant, mais très fréquemment des écoulements sanguins, ou des pertes de sang, venant sans raison, plus ou moins abondantes, jamais excessives, quelquefois deux ou trois fois dans le même mois, sans caillots gros et nombreux comme antérieurement.

En somme : plus souvent du sang, pertes moins régulières, mais moins abondantes qu'avant le début du traitement (en qualité et en caillots) — pas de diminution du volume du ventre, atténuation sensible de la pesanteur abdominale et des douleurs de reins.

Disparition passagère de la leucorrhée au début du traitement seulement, après les 3 ou 4 premières alternatives ; ensuite, ce symptôme reparait comme avant, variable comme fréquence et abondance.

Octobre 92. — La malade est revue après une absence de 4 mois. Elle est beaucoup moins bien qu'au mois d'août. Pendant les mois de juillet, août et septembre, elle a perdu presque continuellement du sang, ou de l'eau teintée de sang, en plus ou moins grande abondance, mêlée de matières purulentes ou leucorrhéiques.

De plus, tout ce mois d'octobre, elle vient d'avoir une longue perte de sang, continue, renfermant de gros caillots, s'accompagnant d'une grande sensibilité de l'abdomen surtout à gauche ; (elle a dû même mettre des sinapismes sur ce côté).

Le volume du ventre est resté stationnaire ; il est de nouveau très pesant, souvent ballonné ; la région lombaire est douloureuse comme avant le début du traitement en février 1892.

La leucorrhée a persisté depuis 4 mois ; elle ne peut juger de son abondance, (les pertes blanches se mêlant continuellement aux pertes sanguines).

L'état général est peu satisfaisant, les mictions sont fréquentes, l'appétit est nul, le sommeil mauvais, la marche très pénible.

En somme, aujourd'hui 29 octobre, cette malade semble avoir perdu depuis 4 mois l'amélioration donnée par 14 alternatives et notée en juin.

Du 29 octobre au 15 novembre, — 4 nouvelles applications de courants alternatifs identiques aux précédentes. Pas d'amélioration dans l'état symptomatique récidivé.

En présence du peu de succès durable du courant alternatif, le traitement va être changé, et on va appliquer les galvano-caustiques intra-utérines positives.

17 *novembre* — 1er G. C. intra-utérine positive + 90 5 m. B. S. l'écoulement leucorrhéique devient nettement sanguin.

1er *décembre*. — 2e G. C. intra-utérine positive + 170 5 m. B. S.
6 *décembre*. — 3e G. C. — — + 150 —
8 *décembre*. — 4e G. C. — — + 170 —

La malade continue à perdre du sang, mais l'écoulement du 17 novembre s'est changé en une perte abondante avec caillots. Rechute. Le traitement continue.

28 *février* 1893. — Depuis les premiers jours de décembre 92 la malade a presque continuellement perdu du sang, sauf à de rares intermittences. Le sang vient quelquefois par gouttes seulement, ou bien par écoulements légers, ou bien en perte abondante mais ce dernier cas est rare, il y a plutôt un écoulement léger mais continu.

La malade ne souffre du reste que très peu, de légères douleurs intermittentes dans les deux côtés du ventre.

Elle a continué à être soignée, et depuis le 8 décembre, jour de la 4e G. C on lui a fait 15 G. C. intra-utérines positives + 160 M A. en moyenne, avec électrode platine, 5 m. chaque, toutes bien supportées.

Elles n'ont pas pu arrêter encore le symptôme dominant les écoulements sanguins, mais elles les ont considérablement diminué et ont relevé sensiblement l'état général.

Le traitement continue et tout porte à croire qu'il va très prochainement porter ses fruits.

Réflexions. — Cette observation est très probante et très instructive à la fois, car elle confirme la majorité des réponses déjà obtenues. En présence d'un fibrome saignant, sans lésion des annexes apparente, le courant alternatif a paru d'abord influencer avantageusement les hémorrhagies, mais cette action n'a pas été durable, et nous a obligé à modifier le traitement électrique initial en lui substituant des galvano-caustiques intra-utérines positives. Si, contrairement à l'habitude, l'action de ces dernières a été très longue à se manifester ici cela doit tenir à ce qu'elles ont été très espacées, ou bien que le traitement n'a pas été encore assez intensif car on n'a pas employé les électrodes en charbon.

OBSERVATION VI. (*Résumée*

Ovaro-salpingite double suivie de castration sans succès durable. Amélioration très grande par un premier traitement électrique (Galvano-caustiques intra-utérines et galvano-punctures vaginales). — Amélioration plus grande encore par l'application des courants alternatifs sinusoïdaux.

Mme G. 31 ans, tailleuse, — 3 fausses couches.

Date de la première visite. — Cette malade se présente à la Clinique du Dr Apostoli le 7 février 1889, adressée par M. le professeur Trélat.

Antécédents pathologiques. — Etant jeune fille, elle avait des règles irrégulières, durant 9 jours, abondantes, avec caillots, douloureuses, — des douleurs de ventre intermenstruelles fréquentes et des pertes blanches abondantes.

A 19 ans, elle eut à la suite d'une grande émotion des attaques de nerfs violentes, souvent répétées.

Elle se marie à 22 ans. Après son mariage, elle a toujours les mêmes pertes menstruelles qu'avant, les mêmes douleurs abdominales, la même leucorrhée.

En 1877, à la suite d'une fausse couche, ces symptômes s'exagèrent; elle reste deux mois dans le service de M. Desnos à la Charité (vésicatoires sur le côté gauche) et en sort un peu améliorée.

En 1888, les pertes menstruelles, les douleurs, la leucorrhée, reviennent de plus belle; la malade maigrit, marche difficilement, ne mange pas, à des étourdissements et des faiblesses fréquents et se voit obligée de rentrer à l'hôpital.

En avril 1888, elle est admise dans le service de M. Trélat (Charité) qui lui fait deux jours après son entrée un curetage utérin, puis une ablation double des annexes (le 7 juin 1888) pour salpingite bilatérale.

A la suite de l'opération, la malade reprend des forces; pendant deux mois elle ne souffre plus, elle a beaucoup moins de leucorrhée et ses règles revenues 3 semaines après l'ovariotomie sont peu abondantes, indolores et ne durent qu'un jour et demi.

Mais l'amélioration fut de *courte durée* pour *les douleurs*. Au Vésinet où elle avait été conduite après son opération, les douleurs de ventre reparaissent assez vives et surtout dans le côté gauche : la leucorrhée persiste mais peu abondante.

La malade sort du Vésinet avec ces deux symptômes récidivés (août 1888.

Un mois après (septembre 1888) sans raison appréciable, ses seins deviennent très douloureux, gros, la malade ne peut les toucher sans ressentir de vives douleurs.

Elle retourne à la Charité, on diagnostique une mammite aiguë; on l'électrise tous les jours (faradisation) et on lui fait de la compression ouatée, mais ce traitement reste sans résultat.

Symptômes actuels (*Février* 1889). Elle se présente à la Clinique du Dr Apostoli se plaignant :

De douleurs dans les seins, de douleurs intermittentes dans le ventre à gauche, de leucorrhée peu abondante, de mictions fréquentes.

On lui fait de l'électrisation des seins, on l'améliore pour sa mammite, puis elle reste plusieurs mois sans revenir à la Clinique. (mars-décembre 89).

En décembre, on revoit la malade :

Elle souffre toujours à gauche, elle a toujours un peu de leucorrhée, elle marche difficilement. Elle est névropathe, bien réglée et peut travailler.

Décembre 1889. *Diagnostic.* — On l'examine et l'on trouve :

Utérus en ante-latero-version droite. A droite : une tumeur hémisphérique grosse comme une châtaigne, sans adhérence au squelette, reliée à l'utérus par un pédicule, sensible à la pression. Dans le Douglas, des exsudats de paramétrite douloureux au toucher, — à gauche des débris d'exsudats disséminés autour d'un pédicule.

Traitement. — Le traitement électrique pelvien commence le 17 décembre 1889. Dans l'espace de deux ans (décembre 89 à novembre 91) on fit à la malade :

13 galvano-caustiques intra-utérines positives, à petites doses de 25 à 30 M.A. 5 minutes chaque, bien supportées.

3 galvano-ponctures dans les culs-de-sac, de 30 à 35 M.A. sans anesthésie (les deux premières galvano-ponctures furent faites par M. Apostoli dans le service de M. Trélat à la Charité, où la malade était rentrée pendant quelque temps pour ses douleurs gauches) (la 3me ponction fut faite à la clinique).

7 galvano-caustiques vaginales labiles de 50 à 130 milliampères, 5 minutes chaque, bien supportées.

Résultats. — Les galvano-caustiques intra-utérines positives eurent un demi succès curatif pour les douleurs gauches ; les deux premières amenèrent une amélioration immédiate et très sensible, faisant presque disparaître les douleurs et apportant un grand bien-être, une marche beaucoup plus facile ; mais l'amélioration fut moins marquée de la 3me à la 13me galvano-caustique ; sans doute les douleurs gauches restèrent atténuées, la malade resta même 3 semaines sans presque les ressentir, mais, en somme, elle ne pouvait se fatiguer ni marcher, sans souffrir assez vivement à gauche.

Au cours de ces applications, la leucorrhée resta peu abondante.

Les règles ne durèrent que de 1 à 3 jours, peu abondantes, sans douleurs.

L'état anatomique fut amélioré en ce sens que la tumeur droite fut un peu rétrocédée et que la sensibilité au toucher diminua dans les culs-de-sac.

En résumé demi succès avec les galvano-caustiques intra-utérines positives.

Les galvano-caustiques vaginales labiles, les cinq premières d
moins furent très peu favorables à la malade ;

Au cours de ces cinq applications (*Mai* 91). — la malade eut pe
dant tout un mois une métrorrhagie abondante et continue, s'accon
pagnant de fortes douleurs dans les deux côtés du ventre et dan
les reins et d'un très mauvais état général.

Devant cette rechute on fait par alternance avec les vaginale
une galvano-poncture (la 3me) dans le cul-de-sac gauche et e
arrière; ponction sans anesthésie, assez douloureusement supporté.
Presque immédiatement après l'état de la malade s'améliore de no
veau ; progressivement les douleurs de ventre et des reins diminue
et finissent même par disparaître.

Juin 91. — On fait encore deux nouvelles galvano-caustique
vaginales qui complètent l'amélioration apportée par la ponctu
précédente.

Juillet-décembre 91. — Pendant toute la fin de l'année 91, d
juillet à décembre la malade fut bien, ne souffrant que peu ou pa
du ventre, ayant des règles régulières, normales comme abondan
et indolores, et pouvant parfaitement travailler.

N.B. Il est important de noter que l'amélioration persista bien qu
la malade ne fut pas traitée une seule fois depuis la fin de juille

Au total : insuccès des 5 premières galvano-caustiques vaginale
labiles. Succès marqué d'une galvano-poncture et de deux autr
galvano-caustiques vaginales.

Janvier 92. — Rechute. Une menstruation longue (8 jours) abo
dante, douloureuse : la malade garde le lit ; douleurs intermen
truelles gauches intermittentes.

Février. — Même état : une menstruation encore plus longu
10 jours, aussi abondante, aussi douloureuse que la précédent
Mêmes douleurs intermenstruelles ; une métrorrhagie abondan
de 3 jours.

Mars-Avril. — Pas de règles longues ni douloureuses, mais enco
de l'exagération dans les douleurs gauches (peut-être causée pa
un accident : coup de pied dans l'abdomen). De plus, réveil d'u
leucorrhée abondante qui n'avait pas existé aussi abondante d
puis le début du traitement.

Ainsi, après 6 mois complets de bien être, rechute : pendant de
mois pour les pertes (janvier-février 92) pendant trois mois pour l
douleurs (janvier-mars 92) — la malade ne suivant aucun traiteme

15 avril 1892. — On commence les applications de courants alte
natifs sinusoïdaux.

Avril à juillet. — On fait 3 applications.

Vitesse maxima, 5 minutes, bien supportées.

Dès la première, changement total dans l'état de la malade qui n'a jamais été aussi bien : disparition complète des douleurs gauches. Disparition complète de la leucorrhée. Règles régulières, normales comme abondance, indolores. Bon appétit. Marche très facile.

La malade travaille beaucoup.

Octobre et novembre 92. — L'amélioration persiste; la malade est aussi bien qu'en juillet. Deux nouvelles applications de courants alternatifs sinusoïdaux, ce qui fait 5 en tout.

En résumé : demi succès avec 13 galvano-caustiques intra-utérines positives et deux premières galvano-ponctures. Insuccès de 5 galvano-caustiques vaginales labiles. Succès marqué, et durant 6 mois, d'une troisième galvano-poncture et de deux autres galvano-caustiques vaginales.

Succès des plus marqués et amélioration immédiate à la suite de 5 applications de courants alternatifs sinusoïdaux.

12 *novembre* 1892. — La malade déclare que depuis la cinquième alternative elle est moins bien : elle a l'abdomen très sensible et des douleurs généralisées.

Sixième application de courants alternatifs sinusoïdaux 5 m. vitesse maxima. Bien supportée.

17 *novembre* 1892. — Mieux. Les douleurs spontanées ont disparu.

Septième application de courants alternatifs analogue aux précédentes.

6 *Décembre* 92. — Moins bien de nouveau. La malade vient d'avoir une perte de sang durant quinze jours, du 20 novembre au 5 décembre et elle souffre de douleurs lancinantes, intermittentes, à droite.

Huitième application de courants alternatifs sinusoïdaux. Vitesse maxima, B. S.

10 *Décembre* 1892. — Mêmes douleurs.

Neuvième application des courants alternatifs. Vitesse maxima.

En somme, rechute depuis le 12 novembre : une perte de 15 jours et très souvent des douleurs abdominales à droite.

Le traitement continue.

19 *janvier* 93. — Assez bien du ventre, sauf au moment des dernières règles (du 2 au 15 janvier) peu abondantes mais assez douloureuses.

10e alt. sinusoïdale vit. maxima.

7 *février* 1893. — Va bien du ventre mais souffre des seins.

1re applicat. de courants alt. sinusoïdaux sur les seins; tampon sur chaque sein, vitesse maxima, un peu douloureuse.

16 février 93. – Souffre toujours autant des seins avec douleu sourdes élancements.

2e applicat. mammaire de courants sinusoïdaux.

La séance calme les douleurs dans les seins.

N.B. — L'alternance des douleurs abdominales et mam maires a été constatée chez elle plusieurs fois.

Réflexions. — Quoique cette observation ne soit pa absolument et définitivement concluante, elle a toutefo le plus grand intérêt, en démontrant péremptoirement qu même chez une femme qui a subi une castration doubl les ressources de la thérapeutique électrique ne sont pa épuisées ; C'est ici au contraire qu'elle montre toute s puissance pour la résolution des exsudats soit ancien soit nouveaux, et surtout contre ceux post-opératoires for més autour des pédicules comme c'était le cas ici.

Si, au point de vue résolutif et antiphlogistique, les res sources de la galvano-caustique sont indéniables, l'in fluence d'autre part prépondérante des courants sinus oïdaux contre l'élément douleur s'est nettement affirmée Il y a eu une rechute c'est vrai, mais elle n'a pas lie de nous surprendre étant donné le sujet essentiellemen hystérique, avec ses alternances si communes au point d vue de la sensibilité.

OBSERVATION VII (*Résumée*).

Fibrome utérin compliqué d'ovaro-salpingite suppurée. — Amélio ration considérable obtenue par un traitement galvanique — Suc cès plus marqué encore contre l'élément douleur par l'applicatio du courant alternatif sinusoïdal.

Madame V. 41 ans, s. p. — une fausse couche probable il y a 20 ans

23 *janvier* 1890. — *Symptômes actuels.* — Cette malade se pré

sente à la clinique du Dr Apostoli le 23 janvier 90. Elle se dit malade depuis trois ans et déclare que le symptôme qui domine son état pathologique est constitué par des *métrorrhagies* ayant débuté en 1887.

En 2 ans 1/2 *huit* métrorrhagies de 17 à 18 jours chacune, abondantes, la 1re fin de 1887 et la dernière terminée depuis quelques jours seulement. Ces métrorrhagies s'accompagnent de fortes douleurs de reins et de légères douleurs dans le bas-ventre. Elles forcent la malade à garder le lit les cinq ou six premiers jours de chaque perte.

La malade accuse en plus, des douleurs intermenstruelles intermittentes siégeant dans la région ovarienne gauche, et des douleurs de reins.

Un peu de leucorrhée intermittente aussi.

Nervosisme assez intense.

Diagnostic. — Endométrite probable. Fibrome interstitiel et sous-péritonéal avec noyau très proéminent à droite dans la région des annexes. Paramétrite gauche et postérieure. Ovaro-salpingite gauche aiguë.

Traitement. — Il est commencé le 23 janvier 1890. Il comprend en deux ans 1/2 (janvier 90 à juillet 92) :

4 Faradisations intra-utérines bipolaires ;

47 galvano-caustiques intra-utérines positives à 50 milliampères en moyenne, 5 minutes chaque, en général bien supportées ;

24 galvano-caustiques intra-utérines négatives à 40 milliampères en moyenne, 5 minutes chaque, plus douloureuses à supporter que les positives ;

15 galvano-caustiques vaginales labiles + 60 milliampères, 5 minutes chaque, bien supportées ;

13 applications de courants alternatifs sinusoïdaux, grande vitesse, 5 minutes chaque, très bien supportées.

Résultats après deux ans 1/2 de traitement (juillet 92). — Les faradisations intra-utérines faites en premier lieu, et les 4 premières galvano-caustiques intra-utérines positives, avaient déjà amélioré la malade pour ses douleurs de bas-ventre, lorsqu'après la cinquième galvano-caustique, l'ovaro-salpingite gauche qui était suppurée se vida par le vagin et le rectum, ce qui amena de suite une amélioration anatomique et symptomatique de la malade; mais cette dernière comparant dans une vue d'ensemble les améliorations apportées dans son état par les divers traitements auxquels elle a été soumise déclare :

Que les galvano-caustiques, ont arrêté les métrorrhagies, les ont empêché de reparaître (sauf une fois ou deux) que c'est là leur principal effet ; mais elle constate aussi que ce genre de traitement, s'il n'a jamais fait disparaître complétement le symptôme douleur dans le bas-ventre et les douleurs de reins, l'a tout au moins combattu avec avantage, l'a fait disparaître pour des intervalles plus ou moins longs, et l'a atténué toujours; qu'il a également réduit à rien la leucorrhée, déjà peu abondante avant il est vrai. Il a fait de la malade une autre femme, plus forte, pouvant vivre avec plus de bien être qu'avant.

L'amélioration symptomatique, et l'amélioration de l'état général, déjà obtenue par les galvano-caustiques, a été parachevée par les applications de courants alternatifs sinusoïdaux qui ont supprimé totalement les douleurs antérieures se montrant ainsi l'auxiliaire puissant et souverain des galvano-caustiques.

Au point de vue anatomique, en comparant la situation actuelle à celle du début du traitement on trouve aussi une modification manifeste :

L'utérus paraît moins gros, il est plus mobile et moins sensible au toucher.

Il y a beaucoup moins d'inflammation du côté des annexes, et l'on ne peut constater aujourd'hui qu'un reliquat d'ancienne phlegmasie qui n'a plus rien d'aigüe et qui est compatible avec une bonne santé générale.

9 *août* 92. — On fait une 11e application de courants alternatifs analogue aux précédentes.

20 *octobre* 92. — La malade est revue après une absence de 2 mois 1/2, pendant lesquels elle a été réglée normalement, et n'a eu ni douleurs intermenstruelles ni leucorrhée.

L'amélioration générale acquise a persisté.

12 *novembre* 92. — Rechute pour les pertes de sang; la malade a une métrorrhagie abondante depuis 17 jours, avec douleurs de reins et céphalalgies assez intenses ; cette perte et les symptômes qui l'accompagnent n'ont pu être calmés par trois nouvelles applications de courants alternatifs faites :

15e — le 5 novembre.

16e — le 10 novembre.

17e — le 12 novembre.

Toutes les trois faites à vitesse maxima, bien supportées.

17 *novembre* 92. — Mieux. La perte de sang a cessé le 13 novembre. Les douleurs de reins persistent.

18e application de courants alternatifs sinusoïdaux.

22 *novembre* 92. — Assez bien. Pas de sang, quelque douleurs de reins.

19e application de courants alternatifs sinusoïdaux.

13 *décembre* 92. — Perte de sang abondante avec caillots du 6 au 11 décembre.

20e application de courants alternatifs sinusoïdaux, vitesse maxima.

Fin décembre 92. — Toujours bien, rien à signaler.

21e et 22e applicat. de courants sinusoïdaux.

1er *au* 22 *janvier* 93. — Très bien.

23e, 24e et 25e applicat. de courants alt. sinusoïdaux.

22 *janvier* au 4 *février*. — Une métrorrhagie abondante et douloureuse (la malade garde le lit) mauvais état général.

26e applicat. de courants alt. sinusoïdaux.

21 *février* 93. — Depuis le 4, la malade se remet de sa perte ; elle n'a pas revu de sang et ne souffre que peu. Elle ne ressent que quelques douleurs intermittentes dans les deux côtés du ventre et les reins.

L'état général s'améliore de nouveau.

27e et 28e applicat. de courants alt. sinusoïdaux.

Le traitement continue.

OBSERVATION VIII (*Résumée*).

Annexite aiguë. — Amélioration symptomatique bien marquée, mais non durable, apportée sur tous les symptômes par le courant gal.

vanique. — Amélioration plus marquée et plus durable portant sur un seul symptôme, la douleur, par l'emploi des courants alternatifs sinusoïdaux qui, par contre, ont une tendance à provoquer des pertes de sang.

Mme G..., 28 ans, s. p. unipare.

Se présente à la clinique du Dr Apostoli le 5 décembre 1885, se déclarant malade depuis 2 ans environ à la suite d'un accouchement à terme, mais difficile.

Symptômes actuels. — Les symptômes qu'elle accuse sont les suivants :

1° Douleurs intermittentes dans le bas-ventre, le côté gauche du ventre, et les reins rendant la marche pénible et douloureuse.

2° Pesanteur abdominale.

3° Règles toujours en avance, venant en général tous les 24 ou 25 jours et très douloureuses.

4° Leucorrhée abondante et prurit vulvaire insupportables surtout après les règles.

5° Mauvais état général : Peu d'appétit, digestions difficiles, vomissements alimentaires et bilieux, marche douloureuse.

6° Très névropathe, mais sans crises de nerfs.

Diagnostic. — Douleur ovarienne double, plus accusée à gauche. Épigastralgie. Utérus en antéflexion, légèrement mobile — ovaro-salpingite gauche avec prolapsus de la trompe.

Traitement. — Le traitement commence en décembre 1885. En 7 ans, de décembre 1885 à novembre 1892, il comprend :

16 galvano-caustiques intra-utérines positives, d'une moyenne de 50 à 60 m. a. 5' chaque, passablement supportées.

21 galvano-caustiques intra-utérines négatives, dont deux à 100 m. a, et les autres variant entre 30 et 60 m. a. 5 m. chacune, assez bien supportées.

10 galvano-caustiques vaginales, labiles, d'une moyenne de 30 à 60 m. a. bien supportées.

12 faradisations intra-utérines, au fil fin,

1 galvano-puncture vaginale dans le Douglas, avec trocar or, 3 m. m. de profondeur + 30 M. A. avec anesthésie.

8 applications de courants alternatifs sinusoïdaux, vitesse moyenne et maxima, assez bien supportées.

Résultats. — Les résultats obtenus par le traitement électrique sont très difficiles à interpréter chez cette malade et pour en avoir un aperçu très sommaire on est obligé de procéder par étapes :

1885-86. C'est en décembre 1885 que fut commencé le traitement : décembre 85 — 2 g.c. intra-utérines négatives, 100 M.A. 5 m. B. S. puis la malade disparaît pendant 7 mois jusqu'en juillet 86. Elle revient alors déclarant que pendant ces 7 mois elle n'a eu aucune amélioration et que tous les symptômes antérieurs ont persisté.

Comme elle présente une hyperesthésie généralisée qui rend le toucher très difficile, on lui fait alors des faradisations intra-utérines, au nombre de 9.

1886-1887. — En septembre 86 après la 12e séance de faradisation intra-utérine se place un incident : sans cause appréciable la malade est prise d'un frisson violent accompagné d'une exagération brusque des douleurs de ventre. Elle est obligée de se mettre au lit aussitôt ; elle reste un mois chez elle, puis elle est conduite à l'hôpital Saint-Antoine où elle fait un séjour de 3 mois 1/2 pour *péritonite suppurée* (à son dire) plusieurs abcès se seraient alors ouverts par la voie vaginale.

Elle sort de l'hôpital en janvier 1887. Son état un peu amélioré pendant le séjour prolongé au lit qu'elle vient de faire revient bientôt aussi mauvais qu'avant.

Ce sont toujours les mêmes douleurs intermenstruelles, les mêmes règles irrégulières et très douloureuses, la même leucorrhée abondante à odeur fétide, le même état général mauvais.

1890. — La malade reste ainsi sans donner de ses nouvelles jusqu'en octobre 1890 époque à laquelle elle revient à la clinique et où l'on reprend le traitement électrique suspendu depuis quatre ans.

Malgré de nombreuses séances de galvano-caustiques intra-utérines positives ou négatives et de galvano-caustiques vaginales on ne peut arriver à un résultat net, à une amélioration certaine et durable. Tout ce que l'on peut dire c'est que le courant électrique continue à amener des améliorations plus ou moins longues, que tous les symptômes se sont atténués tour à tour ou simultanément, pour reparaître ensuite et même s'exagérer, puis s'atténuer de nouveau. Cependant il y a eu une période de deux mois où la malade a été vraiment assez bien ; c'est en janvier et février 1892 ; tous les symptômes, sauf la leucorrhée, s'étaient beaucoup améliorés et l'état général était devenu satisfaisant (les règles ne duraient que deux jours et venaient presque sans douleurs).

1892. — C'est alors (avril 1892) que l'on commença à lui appliquer les courants alternatifs sinusoïdaux. La malade fut soumise à ce genre d'applications parce que les courants continus ne donnaient que des résultats incomplets et peu durables, puisqu'en mars, après deux mois d'amélioration symptomatique, le symptôme douleur était revenu et que la leucorrhée continuait à être abondante.

Du mois d'avril 1892 à novembre, on fit *huit* applications de courants alternatifs sinusoïdaux qui donnèrent des résultats assez satisfaisants pour les douleurs de ventre qui furent atténuées sensiblement. — Depuis qu'elle est soumise à ce nouveau genre de traitement la malade souffre moins et moins souvent; mais d'un autre côté ces applications ne calmèrent pas la leucorrhée et amenèrent, soit des écoulements post-opératoires assez marqués, soit des règles abondantes et plus longues qu'avant; en un mot une tendance aux pertes de sang.

L'état général n'est toujours pas satisfaisant.

En somme, le seul résultat appréciable des courants alternatifs c'est l'atténuation marquée du symptôme douleur.

16 *février* 93. — Le traitement continue depuis 3 mois : on fait toujours des applications de courants sinusoïdaux.

Depuis le milieu de novembre 92 jusqu'au 16 février 93, on a fait 8 applications, à vitesse moyenne et maxima.

La malade constate toujours les mêmes alternatives de douleurs et de calme; mais c'est toujours le moment des règles qui est le plus douloureux; en général au moment des règles, elle souffre beaucoup à gauche, mais dans les intervalles intermenstruels, elle déclare qu'elle ne ressent rien d'aigu, et qu'elle peut se livrer à ses occupations sans trop de difficultés; elle ajoute que depuis un mois et demi la leucorrhée a beaucoup diminué.

Le traitement continue.

OBSERVATION IX (*Résumée*).

Fibrome hémorrhagique et douloureux avec leucorrhée. — Influence curative très grande des galvano-caustiques sur les hémorrhagies; action moins marquée sur les douleurs et la leucorrhée. — Apaisement beaucoup plus considérable et progressif de ces douleurs, et de la leucorrhée, obtenu par les courants alternatifs. — Petite rechute.

Mme K., 36 ans, blanchisseuse; 2 enfants il y a 15 ans et 14 ans; 1 fausse couche il y a 9 ans.

14 *Février* 1891. — Cette malade se présente à la Clinique du Dr Apostoli le 14 février 1891. Elle déclare qu'elle est malade

depuis la fausse couche qu'elle a faite il y a 9 ans, et elle accuse les symptômes suivants :

Etat actuel. — 1° Ménorrhagies, avec caillots, durant de 8 à 15 jours par mois (début : il y a 9 ans).

2° Leucorrhée abondante depuis un an.

3° Augmentation progressive du volume de l'abdomen.

4° Douleurs de reins à la marche.

Diagnostic. — A l'examen on trouve :

Un fibrome interstitiel arrivant près de l'ombilic, occupant toutes les faces de l'utérus surtout les faces antérieure et latérale droite.

Traitement. — Le traitement commence le 17 février 1891.

En un an 1/2, de février 1891 à juillet 1892, on fait à la malade :

39 Galvano-caustiques intra-utérines positives, à haute dose de 100 à 160 m. a. en moyenne, presque toujours très bien supportées.

7 applications de courants alternatifs sinusoïdaux (spécialement dirigées contre la leucorrhée).

Résultats. — A la fin de juillet 92, la malade résumant elle-même les résultats des deux genres de traitements électriques disait .

Que les galvano-caustiques avaient vaincu les ménorrhagies, qu'elle ne perdait plus que de 5 à 8 jours par mois (au lieu de 10, 12, 15 jours) beaucoup moins de sang et presque plus de caillots ;

Qu'il y avait une diminution sensible du volume de la tumeur abdominale devenue plus profonde, — mais que les galvano-caustiques n'avaient que peu influencé les douleurs de reins et pas du tout la leucorrhée. Les douleurs lombaires n'étaient atténuées que d'une façon très passagère, et la leucorrhée restait abondante.

Les courants alternatifs sinusoïdaux donnèrent au contraire assez rapidement un résultat marqué : Au cours de ce genre de traitement, la leucorrhée resta tout d'abord aussi abondante qu'avant mais, après la septième application, *les douleurs de reins s'atténuèrent sensiblement* (fin juillet 92).

Octobre 92. — On revoit la malade en octobre, après une absence de deux mois et demi.

Son état symptomatique s'est encore considérablement modifié : *les douleurs de reins* sont très rares et très légères, — *la leucorrhée* est presque nulle maintenant tandis qu'au mois d'août elle était encore abondante.

Quant aux règles elles viennent régulièrement ; durent seulement de 4 à 6 jours, encore un peu abondantes, avec quelques caillots, mais pas toujours.

L'état général est bon.

Novembre 92. — Le traitement continue. L'état de la malade est toujours bon. Rien de nouveau à noter.

8e application de courants alternatifs analogue aux précédentes.

Décembre 92. — Toujours bien, ne souffre pas et ne perd que peu en blanc.

9e et 10e applicat. de courants alt. sinusoïdaux.

Janvier 93. — Pendant tout ce dernier mois a été moins bien; rechute pour les douleurs; malgré 2 applications de courants alt. (11 et 12e) la malade a souffert de douleurs sourdes du ventre (côté droit), de douleurs de reins assez vives, et la leucorrhée est devenue de nouveau assez abondante.

10 *février* 93. — Même état symptomatique depuis 10 jours. En somme ne va pas bien depuis le début de cette année.

13e applicat. de courants alt. sinusoïdaux.

2 *mars* 93. — La malade est toujours dans le même état symptomatique depuis 3 semaines.

Elle a toujours les mêmes pertes blanches abondantes, et les mêmes douleurs de reins lancinantes et continues.

Pas de douleurs abdominales.

Dernières règles du 14 au 18 février, 4 jours, peu abondantes, indolores.

En somme, petite rechute.

OBSERVATION X. (*Résumée*).

Fibrome interstitiel hémorrhagique et douloureux. — Etat symptomatique amélioré par les courants alternatifs. — Amélioration plus grande encore obtenue par les galvano-caustiques consécutives. Rechute partielle.

Mademoiselle R. 39 ans, commerçante.

Etat actuel, 22 mars 1892. — Elle se présente à la clinique du Dr Apostoli le 22 mars 1892 et se déclare malade depuis une date récente, depuis moins de six mois.

Les symptômes qu'elle accuse depuis cette époque sont les suivants:

1° Ménorrhagies durant 8 jours, avec caillots nombreux et douleurs de ventre surtout les deux premiers jours de chaque perte.

2° Douleurs sourdes intermittentes dans tout le ventre.

3° Ecoulement leucorrhéique, mais peu abondant.

4° Nervosisme marqué.

L'état général est bon.

Diagnostic. — A l'examen on trouve :

Un fibrome interstitiel et sous-péritonéal, développé aux dépens de la face antérieure de l'utérus.

Prolapsus de la trompe gauche.

A gauche également une tumeur grosse comme un œuf et paraissant être une tumeur de l'ovaire gauche.

Traitement. — Le traitement est commencé le 26 mars 1892.

En 4 mois, du 26 mars au 26 juillet 1892, il comprend :

11 applications de courants alternatifs sinusoïdaux, 5 minutes chacune, vitesse maxima et vitesse moyenne, toujours bien supportées.

3 galvano-caustiques intra-utérines positives à 55 milliampères en moyenne, 5 minutes chaque.

Ajoutons que cette malade avant d'être soignée à la clinique du Dr Apostoli avait déjà été traitée ailleurs par des ingections d'ergotine et des irrigations d'eau chaude. Elle a dû cesser ce premier traitement parce qu'elle n'en avait retiré aucun bénéfice.

Résultats en juillet 1892. — A la fin de juillet 92, on note les résultats obtenus et l'on compare l'influence curative respective des deux genres de traitement électrique.

La malade constate que pendant le cours des alternatives elle a eu 5 menstruations, et une seule fois encore une ménorrhagie, au début du traitement, en avril. — En mai, juin et juillet : règles beaucoup moins abondantes et beaucoup moins longues, et peu douloureuses. Il y a eu une atténuation de la leucorrhée déjà peu abondante ; mais cette atténuation n'a été que passagère. Quant aux douleurs, elles n'ont été que très peu influencées par ce genre de traitement.

Avec les galvano-caustiques, il n'y a pas eu de ménorrhagies ; il y a eu une atténuation très marquée et bien durable de la leucorrhée et surtout du symptôme douleur.

En somme, les symptômes pour lesquels la malade était venue à la clinique en mars avaient été améliorés par les alternatives, mais la malade affirme que cette amélioration s'est beaucoup accrue depuis l'emploi des galvano-caustiques, qui, dit-elle, sont plus douloureuses à supporter, mais ont été chez elle suivies d'une plus grande efficacité surtout pour les douleurs. — 3 galvano-caustiques lui auraient donné en effet plus de bien être que 11 applications de courants alternatifs sinusoïdaux. (Cela peut tenir à ce que l'amélioration qui avait été préparée par les alternatives a été parachevée par les galvano-caustiques).

Quant à l'état anatomique de l'utérus et de ses annexes, il était resté sensiblement le même qu'au début du traitement. Voici son histoire :

29 *octobre* 1892. — La malade est revue après une absence de 3 mois.

Elle a été bien environ pendant deux mois sur trois ; mais depuis un mois son état laisse de nouveau beaucoup à désirer et voici son histoire :

Août. — La malade se trouve bien ; 7 jours de règles assez abondantes mais non douloureuses.

Pas de douleurs intermenstruelles.

Pas de leucorrhée.

Septembre. — Bien pendant la première quinzaine ; au milieu du mois, 12 jours après ses dernières règles, nouvelle apparition du sang et perte très abondante pendant 9 jours, à odeur fétide, douloureuse, avec élancements continus à gauche (terminée le 25 septembre.

Depuis le 25 septembre la malade continue à souffrir ; elle se plaint encore d'élancements intermittents à gauche, auxquels se joignent des douleurs de reins assez fréquentes et assez vives.

De plus, il y a une leucorrhée assez abondante depuis un mois aussi.

Malgré cela l'état général reste assez satisfaisant et le facies de la malade est très bon.

En somme depuis trois mois, il y a eu pendant les deux premiers mois une augmentation du bien être obtenu par des alternatives et surtout par les galvano-caustiques intra-utérines positives.

Puis, depuis un mois (milieu de septembre) une rechute consistant en : une perte de sang ; un réveil de douleurs intermenstruelles ; un reveil de la leucorrhée.

21 *février* 1893. — La malade n'a pas été vue depuis le 29 octobre 92. Elle reste guérie de ses métrorrhagies, symptôme pour lequel elle était venue à la clinique.

Elle a 8 ou 9 jours de règles par mois, moins abondantes, avec caillots, mais la dysménorrhée est beaucoup moins vive qu'autrefois.

Un peu de leucorrhée.

Le symptôme dominant aujourd'hui est constitué par des douleurs de reins continues depuis deux mois, très vives en général et forçant quelquefois la malade à interrompre son travail.

Le traitement recommence pour combattre cette rechute.

12e alt. sinusoïdale, vitesse max. S. B.

2 *mars* 93. — La 12e application de courants alt. sinusoïdaux faite le 21 février dans le but de combattre les douleurs de vessie, a

eu un assez bon résultat. Ces douleurs ont été supprimées du 21 au 28, et si depuis 4 jours elles sont revenues, elles sont très légères.

Le traitement continue.

14e application de courants alt. sinusoïdaux, vitesse maxima.

OBSERVATION XI (*Résumée*).

Hypertrophie utérine et paramétrite gauche avec annexite. — Influence curative bien marquée des galvano-caustiques sur les symptômes: hémorrhagie et douleur. — Action manifeste des courants alternatifs sur une leucorrhée rebelle aux galvano-caustiques, mais tendance de ces courants à faire reparaître les hémorrhagies.

Mme L. 35 ans, couturière (6 enfants, le dernier il y a 5 ans).

Se présente à la Clinique du Dr Apostoli le 5 mai 1891.

Antécédents pathologiques. — Ses antécédents pathologiques datent d'il y a 5 ans, à la suite d'un sixième accouchement avant terme en 1886. Douleurs de ventre avec fièvre, leucorrhée épaisse et abondante, soignée alors par le Dr Menière pour une endométrite purulente.

1889-91. — 3 grandes pertes de sang.

1re — en 1889.

2e — en 1890.

3e — en 1891 (avril: donc métrorrhagie récente).

En plus, elle a eu en décembre 1890 une attaque de péritonite aiguë qui l'a tenue 3 mois au lit et dont elle ne s'est jamais remise complètement.

Symptômes actuels (mai 1891). — Les symptômes qui l'amènent à la clinique le 5 mai 1891 sont les suivants:

1° La crainte du retour des métrorrhagies antérieures.

2° Des règles abondantes durant 5 à 6 jours et s'accompagnant de douleurs dans le ventre à gauche et dans les reins.

3° Douleurs sourdes abdominales quotidiennes, toujours plus vives dans le côté gauche, s'exagérant à la moindre fatigue et surtout au moment des règles.

4° Leucorrhée rebelle.

Diagnostic. — Un utérus fibreux en latéro-version droite, avec un exsudat postérieur et à gauche. Annexite gauche.

Le traitement commence le 9 mai 1891.

Traitement. — Du 9 mai 1891 à la fin de juillet 1892 on fait à la malade :

1° 17 galvano-caustiques intra-utérines positivs d'une moyenne de 60 à 70 milliampères, 5 minutes chacune, et bien supportées généralement.

2° 4 alternatives sinusoïdales avec vitesse maxima, 5 minutes chaque, bien supportées aussi.

Résultats. — Les galvano-caustiques ont empêché les métrorrhagies de reparaître.

Les règles sont devenues beaucoup moins abondantes qu'avant et moins douloureuses, tout en conservant la même durée de 5 à 6 jours.

Les douleurs intermenstruelles quotidiennes, gauches, ont été très atténuées pendant tout le temps que l'on a fait emploi des galvano-caustiques :

Quant à leucorrhée elle n'a pas été influencée.

Les alternatives spécialement dirigées contre la leucorrhée ont atteint leur but : la leucorrhée a été presque immédiatement supprimée totalement ; mais pour les autres symptômes loin de les atténuer, comme les galvano-caustiques, elle les ont au contraire réveillés ; après la 3e alternative, la malade se plaignait en effet de souffrir davantage du côté gauche et des reins, et d'avoir continuellement un sommeil très agité ; elle déclarait en plus que ce genre de traitement avait ramené une menstruation (fin juillet) aussi abondante, aussi douloureuse que celles qu'elle avait avant sa venue à la clinique.

Août 1892. — Quelque temps après, le 11 août, elle disait que décidément ce genre de traitement allait faire réapparaître les hémorrhagies d'autrefois, car elle venait d'avoir une métrorrhagie abondante durant 12 jours (28 juillet au 10 août) avec fortes douleurs dans le côté gauche du ventre et dans les reins.

Comme on lui demandait de comparer l'influence curative des deux traitements, elle déclara que c'était le premier, (les galvano-caustiques intra-utérines positives) qui avait été le plus efficace parce qu'il avait arrêté les hémorrhagies et atténué très sensiblement les douleurs, tandis que le second avait réveillé les douleurs et provoqué une menstruation plus abondante qu'avant et une métrorrhagie de 12 jours ; toutefois, pour être juste, il fallait mettre à l'actif des courants alternatifs sinusoïdaux l'arrêt complet de la leucorrhée.

22 octobre 1892. — On revoit la malade après une suspension de traitement de deux mois 1/2.

Pendant ce temps elle a été tout à fait bien, au point de vue symptomatique :

Les règles ont été régulières, 4 jours par mois, peu abondantes et sans douleurs.

Il n'y a pas eu de douleurs abdominales, ni de douleurs lombaires; à peine existe-t-il un peu de pesanteur abdominale après fatigue.

Pas de leucorrhée du tout.

L'état général est très bon, sauf pour les fonctions digestives. La malade se plaint de n'avoir pas d'appétit et de digérer difficilement.

En somme, depuis 2 mois et demi, il y a sans exagération aucune, une guérison symptomatique.

22 octobre. — 5e application de courants alternatifs sinusoïdaux.

1er mars 1893. — La malade qui accusait une guérison symptomatique à la fin d'octobre 92 n'a pas été revue, mais elle vient par lettre de donner des nouvelles qui sont bonnes.

OBSERVATION XII. (*Résumée*).

Fibrome hémorrhagique avec dysménorrhée — action très manifeste des galvano-ponctures vaginales sur les ménorrhagies et la dysménorrhée. — Amélioration obtenue par le courant continu, parachevée par le courant alternatif. — Menaces de récidive des hémorrhagies après la cessation du traitement.

Madame L. E. 39 ans, couturière; 3 enfants, le dernier il y a 15 ans.

Se présente à la clinique du Dr Apostoli le 19 décembre 1891.

Symptômes dominants. — Les symptômes qui l'amènent sont les suivants :

1° Augmentation progressive du volume de l'abdomen depuis plusieurs années.

2° Ménorrhagies depuis six mois, très abondantes, durant 10 jours par mois, très douloureuses.

3° Dysménorrhée prémenstruelle et menstruelle intense, consistant en douleurs abdominales très aiguës, surtout à gauche, s'irradiant jusque sous les fausses côtes et dans les reins.

Diagnostic. — Fibrome interstitiel considérable, avec noyaux sous-péritonéaux dont un fait une saillie très prononcée dans le Douglas et remplit le vagin en refoulant le col derrière le pubis. (Il est impossible de découvrir les annexes.)

Traitement. — En 8 mois, de décembre 1891 à juillet 1892, on fait à la malade :

1° — D'abord 5 galvano-ponctures vaginales positives, à l'aide d'un trocart capillaire, en or, isolé jusque tout près de son extrémité — chacune à 2 centimètres de profondeur, de 60 à 130 milliampères, sans anesthésie, 5 minutes chacune, toutes bien supportées. (décembre 1891 à avril 1892.)

2° — 9 applications de courants alternatifs sinusoïdaux avec vitesse moyenne et maxima, 5 minutes chacune, bien supportées également.

Résultats. — En juillet 1892, après 8 mois de traitement, on note et l'on compare les résultats obtenus par les galvano-ponctures et par les courants alternatifs.

Au cours des galvano-ponctures la malade eut 4 menstruations :

Janvier 1892. — 6 jours, beaucoup moins de sang qu'avant le traitement et sans dysménorrhée.

Février 1892. — 7 jours, avec moins d'abondance, mais avec la même dysménorrhée qu'avant le traitement.

Mars 1892. — 6 jours, toujours l'abondance diminuée et sans dysménorrhée.

Avril. — 5 jours, amélioration conservée pour l'abondance, mais avec forte dysménorrhée.

Ainsi, avec les galvano-ponctures, les règles diminuèrent de longueur (6 à 7 jours au lieu de 10), d'abondance, et deux fois sur quatre elles vinrent sans dysménorrhée. Le volume de l'abdomen resta stationnaire.

Avril à juillet 92. — Au cours des applications de courants alternatifs les ménorrhagies restent diminuées de longueur et d'abondance.

La dysménorrhée disparaît complètement, le volume du ventre n'a pas changé.

Mais ce qu'il importe de noter en juillet, c'est l'amélioration de l'état général depuis le début du traitement : l'appétit est bien meilleur, la marche plus facile, les forces et l'énergie plus grandes.

N. B. — La malade déclare ne pas pouvoir dire quel est celui des deux traitements (galvano-ponctures faites en premier lieu — ou applications de courants alternatifs venant ensuite) qui a ainsi le mieux amélioré son état général.

11 *octobre* 1892. — La malade n'a pas été vue depuis deux mois 1/2. Elle déclare avoir été moins bien qu'avant, pendant cette suspension de traitement, pour un des symptômes : les hémorrhagies. Elle a été réglée deux fois pendant son absence :

En août, 5 à 6 jours, règles très abondantes, aussi abondantes que lorsqu'elle est venue à la clinique en décembre 91, mais moins longtemps ; donc une ménorrhagie.

En septembre, 7 jours, encore une ménorrhagie.

De dysménorrhée, point du tout, ni en août ni en septembre.

En somme la malade semble avoir conservé le bénéfice acquis antérieurement pour la dysménorrhée, mais l'avoir perdu en partie seulement pour les hémorrhagies menstruelles.

Le ventre est très souvent ballonné, douloureux à la pression e même un peu spontanément, surtout dans le côté gauche, où il y a une sensibilité assez grande ; la malade est donc moins bien sur ce point aussi. Enfin l'état général est moins bon qu'à la fin de juillet

Les mictions sont fréquentes.

Les digestions difficiles.

Le sommeil parfois agité.

La marche devient vite pénible.

La malade a souvent des étourdissements.

En résumé, l'on peut dire que la suspension du traitement n'a pas été favorable à la malade.

11 *octobre*. — 1re G. C. intra-utérine positive + 90. 5 m. B. S.

1er *mars* 93. — La malade n'a pas été vue depuis près de 5 mois.

On se rappelle que les deux symptômes principaux dans l'état de cette malade étaient :

1° des ménorrhagies,

2° de la dysménorrhée prémenstruelle et menstruelle.

Chaque mois, depuis octobre 92, la malade a eu ses règles durant en moyenne 6 à 7 jours, abondantes comme en août et en septembre, sans caillots, et sans forcer toutefois la malade à garder le lit. Elles ont duré cependant beaucoup moins longtemps qu'avant le début du traitement où leur durée moyenne était de 10 jours.

Pour la dysménorrhée, la malade déclare n'avoir eu aux époques qu'une seule crise de douleurs,et cette crise venue en novembre 92 a été prémenstruelle; ces douleurs,ont toujours eu le même caractère. elles sont aiguës, comme de violentes coliques, avec abdomen très gonflé.

Les 4 autres mois, la malade n'a pas eu de douleurs à ses époques.

Dans les intervalles des règles, il n'existe pas de douleurs spontanées abdominales, seulement un malaise sourd, une pesanteur pénible, de préférence dans le côté gauche.

Pas de leucorrhée. Mictions normales. Un peu de constipation.

Bon appétit. Sommeil capricieux. Marche facile. Travaille sans difficulté.

En somme depuis 5 mois : règles toujours abondantes, moins longues, mais dysménorrhée très rare.

Réflexions. — En résumé, la malade affirme que le traitement électrique lui a fait du bien, car elle en a retiré un bénéfice durable, quoiqu'imcomplet, et elle réclame à nouveau qu'on la soigne encore.

Le seul point litigieux de cette observation, qu'il est impossible de trancher, c'est de décider lequel des deux traitements électriques [galvano-ponctures ou applications de courants alternatifs] a donné le meilleur résultat.

N. B. — un fait très important à signaler c'est la rapidité avec laquelle les ponctions ont été efficaces car, dès la deuxième, la malade a constaté une amélioration notable pour ses menstruations qui ont été moins abondantes et moins longues.

OBSERVATION XIII (*Résumée*).

Néoplasme de l'ovaire droit. Ménorrhagies rebelles depuis deux ans chez une femme de 25 ans. — Insuccès de deux séries d'applications de courants alternatifs. — Influence paraissant plus favorable du courant continu.

Mme B... 25 ans, commerçante. Nullipare.

Mariée depuis 2 ans, se présente à la clinique du Dr Apostoli le 14 avril 1892, pour un seul symptôme bien marqué : des hémorrhagies menstruelles.

Etat actuel. — Ménorrhagies durant chaque mois de 12 à 14 jours, rès abondantes, avec de nombreux caillots, voilà le symptôme dominant depuis deux ans.

Pas de douleurs spontanées ni au moment des règles, ni dans les intervalles intermenstruels.

Pesanteur abdominale à la marche et quelques tiraillements pénibles dans le côté gauche. Très nerveuse. De la faiblesse, des défaillances produites par les hémorrhagies.

Diagnostic. — A l'examen on trouve :

Un utérus petit, un peu atrophié, en antéflexion très prononcée. Un néoplasme de l'ovaire droit, dur, lobulé, résistant, sans sensibilité appréciable, mobile et grand comme une petite mandarine.

Les annexes gauches paraissent enflammées mais légèrement.

Traitement. — Dans l'espace de trois mois 1/2 — du 15 avril aux derniers jours de juillet — on fit à la malade : 12 applications de courants alternatifs sinusoïdaux avec vitesse moyenne et maxima, 5 minutes chaque, bien supportées.

10 galvano-caustiques intra-utérines, positives, avec hystéromètre en platine, de 80 à 125 milliampères, 5 minutes chaque, toujours bien supportées.

Résultats, fin juillet 1892. — Les résultats constatés à la fin de juillet étaient les suivants :

Pendant le cours des applications des courants alternatifs, les pertes de sang ont changé de caractère ; la malade au lieu de perdre en une fois, beaucoup de sang pendant 12 à 15 jours, perd peu de sang mais d'une façon plus continue ; les écoulements se reproduisent à des intervalles très rapprochés (2 à 3 jours), mais peu abondants et sans caillots.

Seulement des douleurs intermittentes, plus ou moins vives, sont nées pendant ce traitement, douleurs siégeant surtout dans le côté gauche du ventre.

L'état général est devenu mauvais : la malade a un mauvais facies.

Au cours des 10 galvano-caustiques, qui succédèrent aux alternatives, la malade a eu une seule perte légère durant 8 jours, après la 8me application intra-utérine. Le reste du temps elle n'a pas perdu de sang ; une ou deux fois seulement après les séances elle a eu de petits écoulements durant un ou deux jours au plus.

En somme, très rarement et très peu de sang.

Les douleurs spontanées gauches, nées au cours des applications de courants alternatifs, ont été très atténuées, presque supprimées.

La malade dont le facies a complètement changé, a acquis plus de forces et son état général de même que son état symptomatique sont relativement bons.

En résumé, les galvano-caustiques paraissent avoir eu une efficacité curative beaucoup plus grande que les courants alternatifs.

25 octobre 92. — On revoit la malade après une absence de près de trois mois.

Elle a été bien pendant deux mois sur trois. *En août*, du 7 au 14 perte de sang très légère et presque indolore. Puis, à partir du

11 août jusque dans les premiers jours d'octobre, absolument rien à signaler : la malade se trouve bien, ne perdant pas et ne souffrant pas.

Mais depuis trois semaines, depuis le 2 octobre, le sang est revenu de nouveau : pendant vingt jours, la perte a été assez abondante, presque continue, s'accompagnant de douleurs lancinantes du côté gauche.

L'état général laisse de nouveau à désirer ; la malade a peu d'appétit, son sommeil est agité et elle a maigri sensiblement.

Examen. — L'utérus est le même, toujours en antéflexion.

A droite : la tumeur est toujours dure, bosselée et de même volume.

A gauche : il y a un épaississement mal limité des annexes, avec une sensibilité plus vive qu'à droite où il n'y a pas de douleur. Est-ce un exsudat ? est-ce le début d'un néoplasme analogue à celui de droite ? Vu la sensibilité, la forme de cet épaississement, sa consistance, le diagnostic *d'exsudat* enveloppant les annexes semble plus rationnel.

Il y a donc un changement anatomique appréciable, quoique peu considérable, à gauche et une rechute symptomatique (depuis un mois).

25 *octobre.* — 13e application de courants alternatifs sinusoïdaux vitesse maxima.

3 *novembre.* — Va assez bien — 14e alternative, vitesse maxima.

8 *novembre.* — Un peu moins bien ; perd du sang en assez grande quantité depuis 5 jours. 15e alternative, vitesse maxima.

17 *novembre.* — Bien, ne perd plus de sang. 16e alternative, vitesse maxima.

22 *novembre.* — Bien, ne perd pas ; souffre légèrement à gauche. 17e alternative, vitesse maxima.

29 *novembre.* — Même état que le 22 (pas une goutte de sang depuis 22 jours). Toujours quelques douleurs gauches.

En somme, pour le symptôme hémorrhagie la malade va de mieux en mieux, et la 2e série d'applications de courants alternatifs semble plus favorable que la première

En décembre. — Une perte abondante et longue. (*du 1er au 17 décembre*) avec vives douleurs intermittentes à gauche. 18e applicat. de courants alt. sinusoïdaux.

En Janvier 93. — Encore deux pertes une de 17 jours (*du 7 au 23 Janvier*(avec mêmes douleurs gauches assez vives, une du 24 au

31 janvier. Pendant ce mois trois autres alt. sinusoïdales (19e, 20e et 21e).

En février. — On reprend les galvano-caustiques en présence de l'insuccès avéré de cette deuxième série d'applications alternatives qui n'a pas tenu les promesses qu'elle avait faite en novembre.

2 galvano-caustiques faites le 1er et le 4 février ont raison des pertes qui duraient depuis le 24 janvier (ce sont les 11e et 12e G. C. faites à cette malade).

Le 7. — 13e G. C. + 110 M A. 5 minutes. B. S.

Le 9. — Quelques gouttes de sang — 14 G. C. 120 M A. 5 m.

Le 16. — Même état.

Le 23. — Va bien. — 15e G. C. + 100 M A. 5 m.

OBSERVATION XIV (*Résumée*).

Fibrome très hémorrhagique. Succès initial des courants alternatifs contre les hémorrhagies, la leucorrhée et les douleurs. — Récidive des hémorrhagies après deux mois de suspension de traitement. Succès plus marqué des galvano-caustiques pour les hémorrhagies.

Mme L. 48 ans, blanchisseuse, un enfant il y a 27 ans.

30 *janvier* 1892. — Se présente à la Clinique du Dr Apostoli adressée par le Dr Bernard le 30 janvier 1892, se déclarant malade surtout depuis de longues années. Les symptômes qu'elle accuse sont les suivants :

Symptômes actuels. — 1° Douleurs de ventre, continues, siégeant surtout dans le côté droit, s'irradiant dans la région rectale et s'exaspérant après la moindre fatigue (début il y a 15 ou 18 mois).

2° Ménorrhagies très abondantes, durant 10 à 12 jours par mois, forçant la malade à garder le lit à cause de leur abondance, mais venant sans douleur. Le début des *ménorrhagies* remonte à la première menstruation (dès l'âge de 15 ans); elles ont continué toute son existence sans diminuer ni augmenter d'abondance et sans se compliquer de métrorrhagies.

3° Leucorrhée plus ou moins abondante à début très ancien.

Diagnostic. — On examine la malade et l'on trouve :

Un utérus en rétroposition avec un fibrome interstitiel et sous-péritonéal développé aux dépens de la face postérieure et simulant une rétroflexion.

Pas d'inflammation appréciable aux annexes.

Traitement. — Le traitement est commencé le 4 février 1892; en 6 mois, de février à juillet, il comprend successivement :

1° — 6 galvano-caustiques intra-utérines positives à hautes doses à 50, 120, 165, 100, 75, 115 milliampères, 5 minutes chaque, bien supportées (février-mars).

2° — 26 applications de courants alternatifs sinusoïdaux avec vitesse moyenne et maxima.

Juillet 1892. — En juillet, après 6 mois de traitement, on note les résultats obtenus avec chacun des deux genres de traitement ; ces résultats sont les suivants :

A. — Avec les galvano-caustiques :

Un peu de réaction post-opératoire, suivie d'une menstruation très abondante, avec caillots, encore douloureuse, forçant la malade à garder le lit, mais ne durant que 4 jours au lieu de 10 ou 12 jours ; (il est vrai que pendant 10 jours à la suite, la malade vit quelques gouttes de sang chaque jour).

Légère atténuation des douleurs de ventre. Même leucorrhée qu'antérieurement :

En somme les résultats obtenus sont peu sensibles.

B. — Avec les applications de courants alternatifs

Pas de réaction post-opératoire. Diminution très grande des douleurs de ventre ; au lieu d'avoir des douleurs continues, la malade souffre à peine 2 ou 3 jours par mois et encore de douleurs relativement légères, venant surtout après les règles.

Pas de ménorrhagies ; les règles ne durent plus que 4 ou 5 jours, à peine un peu abondantes, ne nécessitant pas du tout le repos au lit. Disparition complète de la leucorrhée.

En somme la malade se trouve symptomatiquement très améliorée, et l'on peut dire que les courants alternatifs ont été d'emblée très efficaces en présence d'un fibrome hémorrhagique et leucorrhéique.

Quant à l'état anatomique de l'utérus, il est sensiblement le même qu'au début du traitement.

13 *Août* 1892. — Au mois d'août, après deux autres applications de courants alternatifs, on a à signaler une légère rechute pour les hémorrhagies ; la malade vient d'avoir une perte intermenstruelle de deux jours assez abondante.

13 *octobre* 1892. — La malade n'a pas été vue depuis deux mois. En note générale, elle a été bien, malgré deux pertes assez longues.

Le dernier traitement date du 13 août ; à cette époque elle avait depuis 3 jours une perte de sang ; cette perte a duré 10 jours, abondante mais sans douleur. La perte a cessé le 20 août et la malade est bien depuis ce jour jusqu'au 1er septembre, ne perdant pas et n'ayant aucune douleur.

Le 1er septembre, de nouveau du sang ; nouvelle perte qui dure 20 jours (1er au 20 septembre) abondante, continuelle, forçant la malade à garder le lit, mais sans aucune douleur.

Depuis le 20 septembre fin de la perte, l'état de la malade est de nouveau très bon. Pas de douleur ; pas de leucorrhée ; pas de sang. Meilleur facies, plus de forces, marche beaucoup plus facile.

En résumé, cette malade a depuis 2 mois une récidive pour les hémorrhagies, mais elle a conservé le bénéfice acquis par le traitement électrique pour les douleurs et la leucorrhée, et son état général n'a fait que s'améliorer.

13 *octobre*. — 7me galvano-caustique intra-utérine positive 140 m. a. 5 m. B S.

20 *octobre*. — Pertes blanches assez abondantes depuis la galvano-caustique du 13 octobre.

10 *novembre*. — La malade a perdu du sang depuis le 20 octobre jusqu'à hier.

10 *novembre*. — Reprise des alternatives. 29me application de courants alternatifs sinusoïdaux avec vitesse maxima.

12 *novembre*. — 30me alternative analogue aux précédentes.

17 *novembre*. — Bien sur tous les points sauf un léger réveil de la leucorrhée. 31me alternative, vitesse maxima.

24 *novembre*. — La leucorrhée a encore augmenté ; c'est le seul symptôme à signaler. 32me alternative, vitesse maxima.

13 *décembre*. — La malade vient d'avoir une ménorrhagie pendant laquelle elle a gardé le lit ; la pesanteur abdominale existe de nouveau très pénible. La leucorrhée ne diminue pas. 33me alternative, vitesse maxima.

15 *décembre*. — Son état ne changeant pas la malade demande que l'on revienne aux galvano-caustiques ;

8me galvano-caustique intra-utérine positive. 145 m. a. 5 minutes, bien supportée.

20 *décembre*. — Même état qu'antérieurement avec en plus un écoulement sanguin continu.

9e G. C. intra-int. 170 M.A. B. S.

31 *décembre*. — La malade perd du sang en abondance depuis 11 jours.

10e. 11e. 12e *et* 13e. — G. C. intra-int. à 150 M. A. en moyenne 5 m. B. S.

10 *Janvier* 93. — Mieux depuis 10 jours, Pas de sang, pas de dou-

leurs, la malade se plaint seulement d'une hydrorrhée assez abondante.

14e et 15e G. C. positive à 150 M. A.

28 février. 93. — Depuis un mois 1/2 on continu à soigner la malade par des galvano-caustiques et à part un peu d'hydrorrhée ou de leucorrhée son état symptomatique est très satisfaisant.

16e, 17e, 18e, 19e, 20e, 21e, et 22e, G.C. intra-ut à 150 M. A. en moyenne. B. S.

1er mars 93. — Un mieux très réel se maintient. Les dernières règles de février ont été en retard et n'ont duré que 5 jours. (*C'est la première fois depuis dix ans*).

L'état général est meilleur en tous points : la marche plus facile ; les douleurs antérieures ont disparu ; le sommeil est bon.

OBSERVATION XV (*Résumée*).

Petit fibrome interstitiel. Endométrite. Ovarite et périovarite gauche. Hémorrhagies depuis 5 ans et douleurs intermittentes à gauche. — Influence curative très nette des courants continus sur les hémorrhagies. — Action bien marquée des courants alternatifs sur le symptôme douleur, mais tendance de ces courants à laisser reparaître les hémorrhagies.

Mademoiselle K... 27 ans, employée de commerce.

Se présente à la Clinique du Dr Apostoli, le 17 décembre 1891, adressée par le Dr Lebec, déclarant qu'elle est malade depuis 5 ans environ et que le symptôme dominant chez elle ce sont les hémorrhagies :

Symptômes actuels. — 1° Métrorrhagies : elle voit du sang presque continuellement, peu en général, mais quelquefois cependant la perte s'exagère et la malade perd en assez grande abondance pendant 4 jours environ, puis l'écoulement continu recommence. Deux fois elle a déjà été soignée pour ces hémorrhagies, la première fois en 1888 par le Dr Hallé : traitement par l'ergotine et les ferrugineux ; mieux très passager. La deuxième fois par le Dr Constantin Paul, qui enleva un petit polype du col utérin ; calme pendant quelque temps, puis retour des hémorrhagies.

2° Douleurs intermittentes lancinantes dans les deux côtés du ventre.

3° Pesanteur abdominale pénible.

4° Douleurs de reins assez vives.

5. État général est peu satisfaisant.

6° S'il y a un jour ou deux par mois où la perte de sang cesse, la malade a de l'hydrorrhée.

7° Mictions fréquentes avec pesanteur sur la vessie. Constipation. Marche difficile. Sommeil agité.

Diagnostic. — On examine la malade et l'on trouve une hypertrophie utérine fibreuse, avec endométrite; un empatement limité de la région des annexes gauches avec ovarite et péri-ovarite probables.

Traitement. — En 8 mois (de décembre 91 à août 92) on fait à la malade deux genres de traitements : le premier comprend :

1° — 32 galvano-caustiques positives intra-utérines et vaginales, de 50 à 110 milliampères en moyenne, 6 minutes chaque, toutes bien supportées.

2° — 6 faradisations intra-utérines :

Le second traitement comprend :

14 applications de courants alternatifs sinusoïdaux avec vitesse moyenne et maxima bien supportées.

Chacun de ces traitements eut son influence curative particulière.

Résultats, (août 1892). — Le premier, (les galvano-caustiques surtout) amenèrent l'arrêt à peu près complet des hémorrhagies ; au lieu d'avoir, comme avant, des pertes continuelles, la malade au cours de ce genre de traitement ne voit que rarement du sang, de temps en temps quelques gouttes, pendant une heure ou une journée mais peu de chose ; par contre les galvano-caustiques n'influencèrent que très peu les douleurs.

Le symptôme douleur fut atténué, et même très sensiblement atténué, par les applications de courants alternatifs ; douleurs de ventre et douleurs de reins devinrent au cours de ce traitement rares et légères; mais, il n'en fut pas de même des petites pertes de sang qui eurent des tendances à la récidive; souvent encore la malade eut des pertes intermittentes, peu abondantes en général, des écoulements variant de 1 à 3 jours en moyenne, ce qui n'arrivait pas avec les galvano-caustiques.

En résumé l'action des galvanocaustiques intra-utérines ou vaginales porta surtout sur le symptôme hémorrhagie dont il amena l'arrêt à peu près complet, tandis que l'action des courants alternatifs qui eurent des tendances à laisser reparaître les hémorrhagies, porta surtout sur le symptôme douleur qu'il atténua beaucoup.

13 octobre 1892. — La malade n'a pas été vue depuis deux mois. En note générale, elle a été assez bien pour tous les symptômes surtout depuis 1 mois 1/2.

Le dernier traitement (14e application de courants alternatifs datait du 11 août. Pendant 15 jours environ après ce dernier traitement, la malade a eu fréquemment, tous les deux jours environ, des écoulements sanguins s'accompagnant de douleurs dans le bas-ventre et assez vives dans les deux côtés du ventre, le gauche surtout.

Mais depuis la fin d'août elle se trouve beaucoup mieux. Elle n'a perdu du sang qu'une fois et pendant une journée seulement.

Elle souffre beaucoup moins aussi du côté gauche ; les douleurs sont beaucoup moins vives et beaucoup moins fréquentes.

L'état général est satisfaisant.

La malade paraît avoir engraissé.

En somme, il y a une persistance de l'amélioration symptomatique, amélioration à laquelle il faut joindre une amélioration anatomique, car, au toucher, on trouve dans le cul-de-sac gauche, moins d'exsudat et moins de sensibilité.

22 *octobre*. — 15e application de courants alternatifs sinusoïdaux, vitesse maxima, plus douloureuse que les précédentes.

25 *octobre*. — 16e application de courants alternatifs sinusoïdaux, vitesse maxima, bien supportée.

27 *octobre*. — 17e application de courants alternatifs sinusoïdaux, vitesse maxima, bien supportée.

L'amélioration persiste : peu de sang, peu de douleurs.

3 *novembre*. — 18e	alternative	vitesse maxima,	bien supportée.
8 *novembre*. — 19e	—	—	—
17 *novembre*. — 20e	—	—	—
17 *novembre*. — 20e	—	vitesse moyenne,	—
22 *décembre*. — 22e	—	—	—
23 *décembre*. — 23e	—	vitesse maxima,	—

Pas de grandes pertes ; des écoulements sanguins passagers, surtout après les séances, et de temps en temps de légères crises de de douleurs gauches. L'amélioration persiste.

25 *février*. — Depuis plus de 2 mois on continue à soigner la malade par les courants alt. sinusoïdaux, on lui a fait depuis le 23 décembre 92, 5 nouvelles appl. de ce genre, en tout 30.

Jamais depuis 2 mois elle n'a eu de grandes pertes de sang, jamais de métrorrhagies ; elle n'a eu que des écoulements légers, des suintements de courte durée (de 2 heures à 2 jours au plus).

Au point de vue des douleurs, le côté gauche est toujours le plus douloureux, la malade en souffre assez fréquemment mais ce sont toujours des douleurs supportables.

Un peu de leucorrhée aussi.

N. B. — En somme si la malade n'est pas guérie, elle se trouve beaucoup mieux relativement à son état antérieur.

Le traitement continue.

OBSERVATION XVI (*Résumée*).

Fibrome interstitiel très hémorrhagique. — Action favorable immédiate du courant alternatif contre des hémorrhagies menstruelles et le lombago.

Mademoiselle M. Amélie, 46 ans, journalière (nullipare).

22 *mars* 1892. — Se présente à la clinique du Dr Apostoli adressée par le Dr Lebec le 22 mars 1892. Malade depuis un an et deux mois. De janvier à décembre 1891, elle a eu tous les mois des métrorrhagies durant 4 ou 5 jours par mois avec douleurs lancinantes.

État actuel. — En décembre 1891, à la suite d'un traitement ordonné par le Dr Lebec (poudre de sabine) les ménorrhagies régulières, abondantes, mais limitées cessent, mais sont remplacées depuis 3 mois par un écoulement sanguin peu abondant mais continu, avec pesanteur abdominale et douleurs vives dans les reins. De temps en temps aussi quelques douleurs lancinantes,

Diagnostic. — Fibrome interstitiel mobile arrivant jusqu'à moitié chemin de l'ombilic, avec des lobes fibreux sous-péritonéaux à droite et un peu en avant. — Hystérométrie 0 1/2.

Traitement. — En 4 mois (26 mars à 28 juillet), le traitement se compose exclusivement de :

7 applications de courants alternatifs sinusoïdaux, 5 minutes chaque, petite et moyenne vitesse, bien supportées.

Résultats. — L'on note successivement les résultats donnés par ces applications et l'on a :

Fin de mars. — Une menstruation de 6 jours, peu abondante (pas de ménorrhagie).

En avril. — Quelques petits écoulements sanguins de 2 à 4 jours à plusieurs reprises : (pas de ménorrhagie).

En mai. — Une menstruation durant 7 jours, normale comme abondance, (pas de ménorrhagie).

En juin. — Une menstruation de 3 jours, abondante et suivie d'un écoulement sanguin intermenstruel durant 17 jours, (une ménorrhagie).

En juillet. — Règles de 5 jours, normales comme abondance (pas de menorrhagie.

Juillet 92. — En somme, si l'on considère le symptôme hémorrhagie et si on se rappelle qu'avant de venir à la clinique la malade a eu pendant toute une année des ménorrhagies, suivies pendant 3 mois d'un écoulement de sang continu, on voit que sur ce point elle a été pas mal améliorée par les applications de courants alternatifs qui ont empêché les ménorrhagies de reparaître, et ont diminué de beaucoup la fréquence des écoulements sanguins.

Ses douleurs lombaires ont également été très atténuées par les courants alternatifs.

Seules, les douleurs abdominales, lancinantes droites n'ont pas été influencées ; la malade ressent toujours ces douleurs intermittentes, surtout après fatigue.

Au toucher, l'utérus est très mobile et il paraît y avoir une certaine réduction anatomique sans qu'on puisse toutefois la préciser.

4 octobre 1892. — La malade est revue après une absence de plus de deux mois.

Elle a eu dans cet intervalle deux menstruations.

1° — En août 7 jours ; 3 jours beaucoup de sang, 4 jours normalement.

2° — En septembre, règles de 8 jours, 3 jours très abondamment en véritable perte, 5 jours moins, un peu abondamment encore cependant.

En somme il y a une tendance aux ménorrhagies, plutôt que de véritables ménorrhagies. Pas d'écoulements sanguins intermenstruels.

La malade conserve donc une partie du bénéfice acquis sur le symptôme hémorrhagie.

Le symptôme douleur persiste toujours un peu aussi, mais sans être bien accentué. Les douleurs de reins restent atténuées. Les douleurs lancinantes droites sont toujours les mêmes venant surtout après fatigue.

En résumé, cette observation montre une influence curative assez sensible des courants alternatifs sur deux symptômes : 1° des hémorrhagies, 2° des douleurs de reins, — et ces deux symptômes, le premier surtout, dominaient ici l'état pathologique de la malade.

24 novembre 92. — Même état ; persistance des symptômes antérieurs notés en octobre.

8e application de courants alternatifs sinusoïdaux suivie d'une diminution des douleurs droites.

8 *décembre*. — 9e alternative analogue aux précédentes.

17 *décembre*. — Va assez bien, ne souffre que très peu à droite. Règles du 23 au 27 peu abondantes.

10e alter. sinusoïdale.

Janvier 93. — Toujours assez bien : ne souffre presque pas. Pas de sang du tout et même pas de règles ce mois-ci.

11e et 12e applicat. alt sinusoïdaux.

9 *février* 93. — Même état symptomatique satisfaisant.

13e application de courants sinusoïdaux.

18 *février* 93. — Toujours bien. Pas de douleurs. Pas de sang. Pas de règles non plus.

14e applicat. de courants alt. sinusoïdaux.

Au total, la malade reste bien symptomatiquement.

RÉFLEXIONS. — Cette observation nous offre un deuxième exemple anormal de l'action favorable du courant alternatif contre les hémorrhagies menstruelles, tandis que d'ordinaire, chez toutes les autres malades, il a une tendance à les exagérer, ou du moins, ne paraît exercer sur elles aucune action résolutive. Le courant alternatif s'est montré ici d'autre part, comme d'habitude, efficace contre l'élément douleur.

OBSERVATION XVII (*Résumée*).

Antéflexion. Paramétrite postérieure. Phlegmasie des annexes droits. Inflammation légère des deux trompes prolabées. Douleurs abdominales droites. Leucorrhée assez abondante. — Insuccès apparent des courants sinusoïdaux. — Influence curative marquée des courants continus : atténuation des douleurs et diminution très grande de la leucorrhée. — Rechute passagère après une suspension de traitement.

Madame P., 29 ans, ménagère, unipare :

1re *visite*, 5 *mars* 1892. — Un enfant il y a 8 ans (1884) elle est malade depuis cet accouchement à terme et normal en apparence.

Antécédents de la malade — 1884. — Métrorrhagies pendant 4 mois débutant au retour de couches, très abondantes, presque continues, forçant la malade à garder le lit ; traitée par M. Siredey à Lariboisière : injections chaudes, tamponnement vaginal,

1885-1888. — Pas de métrorrhagies continues, mais des règles tous les 18 jours, pendant 8 jours chaque fois.

1888. — Une perte de sang très abondante, avec de gros caillots, durant un mois entier; la malade est soignée par M. Gallard à l'Hotel-Dieu.

1888-1892. — Pas de métrorrhagies, mais des règles toutes les 3 semaines, durant 8 jours chaque fois, 4 jours abondamment, et 4 jours peu, indolores.

Il y a donc eu dans la vie de cette malade une période de 4 ans 1884 à 1888, où elle a perdu beaucoup de sang et qui est marquée par deux grandes pertes une de quatre mois (1884) et une de un mois (1888).

Etat actuel, (*mars* 1892). — 1° Règles irrégulières, abondantes les 4 premiers jours.

Mais ce n'est pas pour ce symptôme que la malade vient à la clinique; elle vient surtout pour des douleurs et des élancements dans le côté droit, nés il y a 8 ans en même temps que les hémorrhagies, c'est-à-dire après un accouchement.

2° Pesanteur dans le bas-ventre.

3° Leucorrhée fréquente et assez abondante.

Diagnostic. — Utérus en antéflexion. Paramétrite postérieure. Phlegmasie probable des annexes droits. Prolapsus complet des deux trompes dans le Douglas avec inflammation légère.

Ajoutons de plus, à côté de cet état symptomatique et anatomique un état général peu satisfaisant. Mictions fréquentes et un peu douloureuses. Inappétence. Sommeil agité. Marche pénible. Relations sexuelles douloureuses. De plus, la malade est très nerveuse et paraît hystérique.

Traitement. — On commence le traitement le 8 mars 1892, par des applications de courants alternatifs; en 4 mois 1/2 (8 mars à fin juillet) on fit :

1° 11 applications de courants alternatifs sinusoïdaux, 5 minutes chaque, douloureusement supportées à vitesse maxima : assez bien supportées à vitesse moyenne.

2° En second lieu 11 galvano-caustiques intra-utérines positives, à 50 milliampères en moyenne, 5 minutes chaque, bien supportées.

Résultats notés à la fin de juillet 1892 :

Au cours des applications de courants alternatifs, les règles gardèrent leur caractère irrégulier, leur abondance les 3 premiers jours, mais elles restèrent absolument indolores et diminuèrent de durée de deux jours, 6 jours en moyenne au lieu de 8.

Les douleurs intermittentes et les élancements droits ne furent influencés que très peu et d'une façon tout à fait passagère; c'est-à-dire qu'ils s'atténuèrent un peu les 2 ou 3 jours qui suivaient chaque traitement, pour reparaître ensuite aussi forts qu'avant, à la moindre fatigue. La leucorrhée disparut dès la première application et cela pendant un mois 1/2; puis elle reparut par intermittences.

En somme, l'amélioration apportée par les courants alternatifs sur les douleurs et la leucorrhée fût légère et surtout peu durable.

Les galvano-caustiques faites en second lieu étaient plus douloureuses; chacune d'elles fut suivie d'une réaction post-opératoire plus ou moins longue, mais les résultats qu'elles donnèrent furent beaucoup mieux marqués et beaucoup plus durables que ceux donnés par les alternatives; aussi après la 10me galvano-caustique, (fin juillet) la malade déclarait que depuis l'emploi de ce genre de traitement :

Les règles avaient persisté, diminuées de durée, un peu moins abondantes, tout en ayant des tendances à être douloureuses ce qui n'existait pas auparavant, mais les douleurs intermenstruelles droites étaient beaucoup moins fréquentes et beaucoup moins fortes.

La leucorrhée était très peu abondante, presque nulle, et la malade pouvait marcher et même se fatiguer sans craindre la récidive des symptômes antérieurs.

En somme, à nombre égal de séances, la malade avait été améliorée beaucoup plus par les galvano-caustiques que par les courants alternatifs (juillet 1892).

22 *octobre* 1892. — On revoit la malade après une absence de deux mois et 1/2. Elle déclare aller mieux encore qu'à la fin de juillet et voici sa situation :

1° Elle n'est plus réglée que 4 jours au lieu de 5 ou 6 comme en juillet et de 8 comme au début du traitement; ces règles sont peu abondantes, presqu'indolores, donc menstruations moins longues, moins abondantes, moins douloureuses qu'avant.

2° Le symptôme douleur est limité; ce n'est plus à n'importe quel moment que souffre la malade, c'est 8 jours après la menstruation qu'apparaissent les douleurs droites assez vives, s'irradiant dans la région lombaire et s'accompagnant d'une grande sensibilité abdominale. Cette sorte de crise dure 8 jours, puis le calme le plus complet règne le reste du mois, à moins que la malade ne se fatigue trop.

3 La leucorrhée reste insignifiante.

4° L'état général reste assez satisfaisant.

En somme, l'observation de cette malade est un exemple d'amélioration acquise par 11 galvano-caustiques, là où un nombre égal de courants alternatifs n'avait que peu réussi.

29 *octobre* 92. — Rechute. — La malade souffre de vives douleurs à droite presque continues depuis 8 jours.

12° application de courants alternatifs sinusoïdaux.

2 *novembre*. — Continue à souffrir.

13° alternative.

8 *novembre*. — Même état douloureux. 14° alternative, vitesse max.

12 *novembre*. — Souffre un peu moins. 15° alternative, vitesse max.

22 *novembre*. — De nouveau souffre beaucoup.

En présence du deuxième insuccès du courant alternatif chez cette même malade on revient aux applications électriques qui paraissent lui avoir été une première fois le plus favorables :

Reprise des galvano-caustiques. 12° G.C. intra-utérine positive + 50, M. A. 5 m. B. S.

26 *novembre*. — Même état. 13° G.C. intra-utérine positive + 45, M. A. 5 m. B. S.

1er *décembre*. — Mêmes douleurs droites, et en plus de la leucorrhée abondante depuis 3 jours.

14e G. C. intra-utérine, positive à 65 M A. 5 m. B. S.

6 *décembre*. — A moins de leucorrhée, mais souffre toujours beaucoup dans le côté droit.

15° G. C. intra-utérine positive + 35 M. A. 5 m. B. S.

17 *décembre*. — Beaucoup mieux. Pas de leucorrhée. Atténuation très sensible des douleurs droites depuis 8 jours. Règles du 10 au 14 décembre, 4 jours seulement, avec l'abondance habituelle et un peu douloureuses le 1er jour

16° G. C. intra-utérine positive 40 M. A. 5 m. B. S.

22 *décembre*. — Assez bien encore du 17 au 20. Depuis deux jours réveil des douleurs droites et de la leucorrhée.

17° G. C intra-utérine positive + 35 M A. 5 m. B. S.

27 *décembre*. — Moins bien encore que le 22. Nouvelle exagération des douleurs droites et de la leucorrhée auxquelles s'ajoutent des douleurs de reins et un état général médiocre : peu d'appétit, peu de forces.

18° G C. intra utérine positive + 50 M A. 5 m. B. S.

31 *décembre*. — Beaucoup mieux depuis 4 jours. Très peu de douleurs droites. Pas de leucorrhée, pas de douleurs de reins. —

Meilleur appétit et bon sommeil.

19e G. C. intra ut. + 45. 5 m. D. S.

7 février 93. — Absence de plus d'un mois. La malade a été assez bien pendant toute cette absence ; elle n'a souffert que deux fois et deux fois après des menstrues.

Règles du 18 janvier et, quelques jours après, crise de douleurs assez aiguës dans le côté droit, durant 4 jours et s'accompagnant de leucorrhée assez abondante.

Règles du 30 janvier au 3 février et, comme en janvier, après ces règles, douleurs droites assez vives et leucorrhée assez abondante pendant 3 jours.

Bon état général.

20e G. C. intra-utérine positive + 45. 5 m. D. S.

Du 11 février au 2 mars, l'état symptomatique de la malade reste satisfaisant ; elle a très peu souffert à droite et n'a pas eu de leucorrhée ; pendant cet intervalle on a fait 3 nouvelles G. C à 40, 35, et 45, en tout 23 G. C.

En somme rechute pour les douleurs et la leucorrhée en novembre et en décembre, coupée par des périodes variables de soulagement ; puis, amélioration très sensible, et assez bon état symptomatique en janvier et en février 93, troublé seulement par deux crises de douleurs passagères post-menstruelles avec leucorrhée.

Le traitement continue.

OBSERVATION XVIII (*Résumée*).

Fibrome considérable sous-péritonéal. Pesanteur et sensibilité abdominales. — Succès peu marqué des courants alternatifs sinusoïdaux. Action favorable plus nette des galvano-caustiques.

Mme B. Françoise, 52 ans, couturière, nullipare.

31 mars 1892. — Cette malade se présente à la clinique du Dr Apostoli le 31 mars 1892 pour les symptômes suivants :

Symptômes dominants. — 1° Augmentation progressive du volume de l'abdomen depuis plusieurs années.

2° Pesanteur et sensibilité abdominales.

3° Aménorrhée complète depuis deux mois.

Diagnostic.— Utérus en latéro-version gauche. Fibrome probable occupant la face antérieure et la face latérale droite de l'utérus arrivant à deux travers de doigt au-dessous de l'ombilic. (Le jour même où l'on fait ce diagnostic, le toucher provoque un écoulement sanguin qui se change bientôt en une perte de sang durant 9 jours ; l'aménorrhée disparaissait ainsi avant que la malade ne fut soignée.

Traitement. — Le traitement comprend en 3 mois (mars à juin 92)

1° 8 applications de courants alternatifs sinusoïdaux, 5 m. chaque, vitesse moyenne et maxima, en général bien supportées.

2° 4 galvano-caustiques intra-utérines positives, d'une intensité moyenne de 80 milliampères, 5 minutes chaque. Bien supportées.

Résultats. — Notés fin de juin 1892.

1° Pas d'effets satisfaisants avec les alternatives : elles n'ont pas fait disparaître la pesanteur et la sensibilité abdominales qui, au contraire, ont paru être exagérées.

Elles ont fait naître à plusieurs reprises des douleurs de ventre que la malade n'avait jamais eues auparavant. Trois fois aussi elle ont amené, à des intervalles irréguliers, des écoulements sanguins plus ou moins longs.

Elles ont laissé l'état général satisfaisant.

2° Avec les galvano-caustiques :

Résultats des plus satisfaisants.

Diminution très grande, presque disparition de la pesanteur et de la sensibilité abdominales. Absence complète de douleurs spontanées. Réglée régulièrement, très peu de sang à chaque menstruation.

L'état général est très bon, la malade se sent toute changée pour la légèreté et le bien être.

5 *novembre* 1892. — La malade est revue après une absence de 3 mois. Pendant tous le mois d'août et la moitié de septembre elle a été bien, ne souffrant pas du tout et n'ayant qu'une pesanteur abdominale modérée.

Vers le milieu de septembre, la pesanteur s'exagéra progressivement, le ventre devint lourd, ballonné, sensible ; la malade était très gênée dans sa marche. Cet état dura jusqu'à la fin d'octobre. Mais ce qu'il importe surtout de noter c'est une nouvelle aménorrhée complète depuis la fin de juillet c'est-à-dire depuis 3 mois.

Enfin, le 25 octobre, les règles apparaissent de nouveau et durent jusqu'au 2 novembre assez abondantes mais incolores.

Depuis cette menstruation venue après une aménorrhée de 3 mois, la malade se trouve très bien, la pesanteur abdominale est insignifiante et l'état général est excellent.

En somme, à noter une rechute passagère, suivie d'un bien être plus grand que jamais.

Au toucher la tumeur paraît diminuée, elle est beaucoup plus profonde ; il n'y a aucune sensibilité.

Donc, amélioration symptomatique, et réduction anatomique.

5 *novembre-12 novembre.* — Malgré l'action en apparence défavorable des premières alternatives on recommence à nouveau cette application pour pouvoir en apprécier définitivement et d'une façon plus motivée les résultats.

Deux nouvelles applications de courants alternatifs sinusoïdaux.

19 *novembre.* — 11e application de courants alternatifs.

10 *décembre.* — 12e application. Id.

L'amélioration continue.

31 *décembre 94.* — Va toujours bien.

13e alt. sinusoïdale.

1er *au 31 janvier 95.* — Très bien. A signaler seulement un retour des règles après une aménorrhée de deux mois. Règles du 6 au 12 janvier, peu de sang.

4 *février.* — Un peu moins bien depuis 3 jours : quelques douleurs abdominales mal localisées et un poids pénible dans le bas-ventre.

14e alt. sinusoïdale.

18 *février.* — Très-bien depuis 15 jours. Rien à signaler.

15e alt. sinusoïdale.

Le traitement continue.

OBSERVATION XIX. (*Résumée*).

Rétroversion légère. Petit fibrome postérieur. Ovaro-salpingite gauche grave. Vives douleurs de ventre et des reins depuis 8 ans. Ménorrhagies. Mauvais état général.

Amélioration sensible mais incomplète par les galvano-caustiques. — Action plus marquée des courants sinusoïdaux sur l'élément douleur.

Madame R. Victorine, 44 ans, repasseuse. Unipare.

23 *novembre* 1889. — Cette malade se présente à la clinique du Dr Apostoli le 23 novembre 18 9. Elle déclare qu'elle est malade depuis 8 ans environ.

Symptômes actuels. — Le symptôme qui domine chez elle ce sont des crises de douleurs insupportables dans le bas-ventre, accompagnées de fortes douleurs de reins, très espacées au début, très rapprochées, presque continues depuis 6 mois et siégeant actuellement dans le côté gauche.

La malade n'accuse pas de pertes ; elle est réglée assez régulièrement 4 jours par mois, deux jours en abondance, deux jours peu, avec dysménorrhée; son état général est peu satisfaisant.

Le sommeil est agité, la marche très difficile, le travail impossible. — De plus il y a des antécédents pathologiques, la malade est rhumatisante et albuminurique.

Diagnostic. — Rétroversion légère. Petit fibrome postérieur. Abaissement des annexes gauches avec ovaro-salpingite. Périmétrite gauche.

Traitement. — On traite la malade assez régulièrement pendant deux ans et demi (novembre 1889, à juillet 1892) ; dans cet espace de temps on lui fit 61 galvano-caustiques intra-utérines positives, de 50 à 60, rarement 100 milliampères, 5 minutes chaque, bien supportées en général.

2 galvano-ponctures dans le Douglas positives + 25 milliampères, sans anesthésie.

14 galvano-caustiques vaginales, labiles, positives, de 80 à 100 milliampères, bien supportées.

7 applications de courants alternatifs sinusoïdaux, 5 minutes, vitesse moyenne et maxima, bien supportées.

Résultats sommaires résumés en juillet 1892. — Les galvano-caustiques intra-utérines n'amenèrent pas de disparition définitive et complète des douleurs abdominales et lombaires ; elles étaient souvent suivies de pertes de sang, plus ou moins longues et plus ou moins abondantes, (donc résultats incomplets, mais amélioration toutefois très nette)

Les deux galvano-ponctures, (la première surtout) furent suivies d'une crise très vive de douleurs abdominales sans suites fâcheuses toutefois.

Les galvano-caustiques vaginales, donnèrent un bon résultat : Les douleurs abdominales gauches devinrent et beaucoup moins fréquentes et beaucoup moins fortes.

Mais au cours du traitement par les deux variétés de galvano caustiques, les règles étaient devenues irrégulières, plus abondantes qu'avant, plus longues de 4 jours (8 jours au lieu de 4), toujours douloureuses ; à la fin seulement, au moment où l'on cessa ce genre de traitement, elles étaient redevenues plus régulières, moins abondantes, moins longues et moins douloureuses.

De plus, également au cours des galvano-caustiques, naquit un symptôme que la malade n'accusait pas avant, à savoir *de la leucorrhée abondante* ; en somme à part le moment où l'on fit des *vaginales*, le traitement par les galvano-caustiques ne donna que des résultats incomplets

Amélioration toutefois de la marche et de l'état général ; elle pouvait faire même parfois 5 kilomètres à pied sans fatigue.

Des résultats satisfaisants, très satisfaisants même, la malade les trouva dans les 7 applications de courants alternatifs sinusoïdaux (la première fut faite le 10 mai 1892, et la 7me le 20 juillet). A ce moment la malade accusait les améliorations suivantes :

1° Diminution considérable de la leucorrhée née au cours des galvano-caustiques.

2° Disparition des douleurs de ventre à gauche.

3° Grande atténuation des douleurs de reins qui persistent cependant encore, mais plus légères.

4° Amélioration de l'état général : marche meilleure, travail beaucoup plus facile.

5° Seules les règles tendaient à devenir de nouveau plus longues et plus abondantes.

L'influence curative des applications de courants alternatifs semble donc dans ce cas supérieure à celle des galvano-caustiques.

Le toucher donne lui-même des signes certains d'amélioration. Les culs-de-sac sont plus souples et plus profonds Il y a beaucoup moins de sensibilité au toucher. On peut imprimer à l'utérus des déplacements latéraux : la cellulite périphérique a beaucoup diminué.

On peut donc conclure (Juillet 1892) que les applications de courants alternatifs ont aidé très favorablement à la cure de l'affection de la malade par la rapidité avec laquelle elles ont amélioré l'élément douleur et la leucorrhée et probablement aussi favorisé la résorption des exsudats.

Mais, est-ce à dire que cette amélioration n'avait pas été longuement préparée par la cure galvanique antérieure ? il est certain que si, vu les transformations déjà acquises dans la facilité de la marche et dans l'état général.

6 *août* 1892. — 2 autres applications de courants alternatifs (8me et 9me) sont faites sans pouvoir vaincre les douleurs lombaires qui persistent.

22 *octobre* 1892. — La malade est absente depuis deux mois 1/2

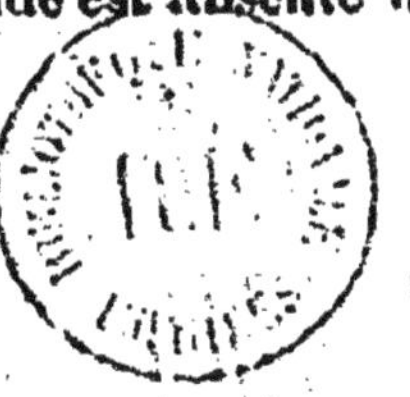

époque à laquelle elle ne signalait plus qu'un symptôme assez marqué : des douleurs lombaires.

Ce symptôme, douleurs de reins, a duré encore quelques jours après le dernier traitement fait le 6 août, jusqu'au 10 environ, puis il a disparu à son tour presque complètement.

Dans les deux mois et demi qui viennent de s'écouler la malade a très peu souffert.

Elle n'a pas eu de douleurs lombaires ; elle n'a eu que de très légères douleurs dans le bas-ventre auxquelles elle ne faisait même pas attention.

Les règles ont été normales et indolores au mois d'août où elles ont duré 8 jours.

En septembre et octobre elle a perdu du sang pendant 18 jours (23 septembre-17 octobre) perte abondante les 5 premiers jours, se réduisant ensuite à un simple suintement sanguin indolore, suivi depuis 17 jours d'un peu de leucorrhée. L'état général est bon.

En somme, depuis la suspension des traitements : pas de douleurs lombaires. Des douleurs abdominales très légères. Bien réglée, sauf une fois où il y a eu une perte de sang plutôt longue qu'abondante. Un peu de leucorrhée depuis 11 jours seulement. Bon état général.

L'amélioration notée en août persiste donc surtout pour le symptôme principal : les douleurs abdominales et lombaires.

Réflexions. — Cette observation présente un grand enseignement ; elle montre tout ce que peut la gynécologie conservatrice contre les affections des annexes graves, compliquées de cellulite pelvienne, remontant même à plusieurs années, rendant la vie insupportable et le travail impossible.

Cette observation montre d'une façon péremptoire que, quoique dans ce cas, la chirurgie aurait pu avoir toute bonne raison pour intervenir, soit par une hystérectomie vaginale, soit par une castration, la gynécologie conservatrice n'a pas cru devoir désarmer, et a eu raison à la longue de persévérer dans son intervention efficace.

Le traitement électrique, quoique laborieux et sans avoir été couronné d'un plein succès, a amené toutefois une transformation telle, que toute idée d'intervention radicale opératoire, permise le premier jour, serait une faute aujourd'hui, et, du reste, serait absolument refusée par la malade.

Le traitement électrique a permis à cette femme de vivre, après des alternatives multiples et des améliorations quelquefois de courte durée; il a finalement été suivi d'un résultat très net et très positif : la malade a pu marcher facilement, et le travail a été rendu possible ; — telle est la première étape accomplie par l'influence modificatrice et résolutive des galvano-caustiques.

Restait l'élément douleur atténué, mais non disparu ; le courant alternatif ici a fait merveille, et cela très rapidement, car il a suffi de quelques séances (7) pour que la malade proclame hautement et sans hésitation ses bienfaits.

Voilà donc, en résumé, une malade justiciable aux yeux de tous les chirurgiens d'une opération radicale, comme étant sa seule planche de salut ; or, cette femme a été considérablement améliorée par les seules ressources du traitement électrique, et la prépondérance appartient ici au courant alternatif.

19 *novembre*. — Continue à aller bien. 10me application de courants alternatifs sinusoïdaux 5 m. vitesse maxima. B. S.

20 *novembre*. — Toujours bien.

23 *février* 93. — Pendant ces 3 derniers mois (décembre 92 - - janvier et février 93) la malade a continué à aller bien, ne souffrant que très rarement.

Bon état général.

S'est trouvée très bien du traitement par les courants alt. sinusoïdaux et ne vient plus que tous les mois pour donner de ses nouvelles.

Les résultats acquis se maintiennent donc intégralement car elle n'a été soignée qu'une seule fois depuis le mois d'août 92.

OBSERVATION XX. (*Résumée*).

Rétroflexion. Prolapsus complet de l'ovaire droit avec petit kyste probable au début. Pesanteur abdominale. Douleurs de bas-ventre et des reins. Dysménorrhée menstruelle. Leucorrhée abondante. Trajet inguinal fistuleux et suppurant, (suite d'une opération d'Alexander).

Pas d'action appréciable immédiate des galvano-caustiques sur le symptôme douleur. Action assez marquée sur la leucorrhée. — Influence curative prépondérante des courants sinusoïdaux sur les douleurs.

Madame D..., 40 ans, blanchisseuse, 3 enfants, le dernier il y a 6 ans.

8 *décembre* 1891. — Cette malade se présente à la clinique du Dr Apostoli le 8 décembre 1891. Elle se dit malade depuis 6 ans à la suite de son troisième et dernier accouchement.

Symptômes actuels. — Depuis 6 ans : douleurs très fréquentes dans les reins et dans le bas-ventre à gauche surtout.

Pesanteur abdominale pénible.

Leucorrhée assez abondante.

Règles avec caillots, douloureuses.

De plus la malade présente sur le côté gauche du canal inguinal un trajet fistuleux qui suppure et qui est le reliquat d'une opération d'Alexander (faite 6 mois avant) ; l'opération pour une rétroflexion n'a pas réussi, le trajet est mal fermé et suppure ce qui, joint aux douleurs de reins, rend très pénible toute espèce de travail.

Diagnostic. — Utérus en rétroflexion. — Paramétrite postérieure.

Prolapsus complet de l'ovaire droit avec un petit kyste probable au début.

Traitement. — Le traitement commencé le 12 décembre 1891, se compose de :

1° — 11 galvano-caustiques intra-utérines positives, de 30 à 80 milliampères, 5 minutes chacune, bien supportées (12 décembre 1891 à 12 mai 1892).

2° — 5 applications de courants alternatifs sinusoïdaux vitesse petite, moyenne et maxima. 5 minutes chaque, bien supportées (12 mai à 23 juin 1892).

3° — Une 12e galvano-caustique intra-utérine positive + 100 milliampères, 5 minutes B. S (7 juillet 1892).

4° — Une galvano-caustique positive du trajet fistuleux gauche, à l'aide d'un stylet en platine + 30 milliampères, 5 minutes, un peu douloureusement supportée (12 juillet 92).

5° — Une 6° application de courants alternatifs sinusoïdaux. Analogue aux précédentes, (4 août 92).

4 *août 92.* — On compare alors les résultats obtenus par ces divers traitements et l'on trouve que :

Les 11 premières galvano-caustiques n'avaient pas eu d'influence curative sensible sur les douleurs ; la malade avait toujours des douleurs aussi vives dans les reins et dans le côté gauche du bas-ventre, la même pesanteur abdominale, la même dysménorrhée menstruelle, la même difficulté pour marcher et pour travailler. Seule, la leucorrhée avait été sensiblement atténuée.

Après les 5 premières applications de courants alternatifs, tous les symptômes accusés antérieurement par la malade persistaient encore, mais tous étaient plus ou moins atténués.

On refait une 12° galvano-caustique intra-utérine; presque aussitôt après, il y a un réveil aigu des douleurs abdominales et lombaires; il survient même après cette séance des pertes de toutes sortes, eau rousse, leucorrhée, etc., pendant près de 15 jours.

L'influence curative la plus grande était donc en faveur des courants alternatifs à la date du 4 août où l'on fit la 6° application de ce genre de traitement.

2 *octobre* 1892. — La malade est revue après une absence de près de 3 mois.

Résultats éloignés. — Elle déclare qu'elle a été assez bien pendant la suspension du traitement, mieux même que lorsqu'elle était soignée.

1° D'abord le trajet fistuleux gauche qui avait suppuré tout le temps du traitement (déc. 91 à avril 92) s'est complètement refermé et cicatrisé depuis un mois (septembre 1892). Est-ce dû à la galvano-caustique du trajet fistuleux? C'est probable.

2° *Symptôme douleur.* — La malade dit qu'elle n'a presque pas souffert ni du ventre ni des reins, sauf au moment des règles.

3° Règles toujours un peu en avance, 4 jours de durée, normales comme abondance, avec de la dysménorrhée consistant en douleurs assez vives des deux côtés du bas-ventre.

4° La leucorrhée s'était petit à petit atténuée et était devenue presque nulle; depuis 8 jours elle tendrait à augmenter de nouveau à la suite des fatigues occasionnées par le travail de la malade.

5° Très peu de pesanteur abdominale.

6° Bon état général.

Au toucher : l'utérus est en rétroflexion, mobile, mais difficile à soulever et douloureux quand on le déplace : on peut toutefois le redresser entièrement et constater ainsi qu'il n'y a pas d'adhérences et que l'ancien exsudat a presque disparu.

Il y a bien toujours le même prolapsus des annexes, mais avec moins de sensibilité et moins d'inflammation probable.

En somme, amélioration anatomique manifeste qui est parallèle à l'amélioration symptomatique accusée nettement par la malade.

3 *novembre* — 7me application de courants alternatifs sinusoïdaux.
10 *novembre* — 8me — — — —
15 *novembre* — 9me — — — —
22 *novembre* — 10me — — — —
11 *décembre* — 11me — — — —

L'amélioration se maintient : la malade continue à ne pas souffrir beaucoup et elle perd très peu en blanc.

Les règles de novembre sont moins douloureuses que les précédentes.

20 *décembre* 92. — Moins bien depuis 15 jours. Souffre de nouveau d'assez vives douleurs de reins et perd un peu en blanc.

3 *janvier* 93. — Moins bien encore. Vives douleurs de reins, douleurs sourdes dans le bas-ventre. Exagération nouvelle de la leucorrhée.

12e alt. sinusoïdale.

7 *janvier* 93. — Mieux, moins de douleurs et moins de leucorrhée.

13e alt.

11 *janvier* 93. — Bien.

14e alt.

26 *janvier* 93. — Bien encore depuis 12 jours, sauf au moment des dernières règles du 20 au 23, abondantes, avec vives douleurs de bas-ventre et des reins qui persistent encore, mais moins vives.

15e alt.

18 *février* 93. — Assez bien depuis 3 semaines. Peu de douleurs et peu de leucorrhée.

16e alt. sinusoïdale. Le traitement continue.

OBSERVATION XXI. (*Résumée*).

Latero-version droite. Prolapsus des annexes gauches avec phlegmasie probable mais légère de ce côté. Douleurs abdominales droites depuis 20 ans. Leucorrhée abondante. — Influence curative très nette des courants alternatifs sinusoïdaux qui atténuent beaucoup les douleurs de ventre et font disparaître presque complètement la leucorrhée.

Madame V. 43 ans, laveuse, 4 enfants, le dernier il y a 15 ans.

25 *mars* 1892. — Cette malade se présente à la clinique du Dr Apostoli le 25mars 1892 pour deux symptômes principaux dont le début très ancien remonte au moins à vingt années ; elle se plaint :

Symptômes actuels. — 1° de douleurs assez vives, parfois même d'élancements dans le côté droit du ventre, venant à la moindre fatigue et surtout au moment des règles.

2° d'une leucorrhée continue mais peu abondante.

3° de mictions fréquentes presqu'involontaires (depuis un an) avec pesanteur vésicale.

Diagnostic. — On examine la malade qui est une *névropathe* et l'on trouve : un utérus en latero-version droite. Un prolapsus des annexes gauches avec phlegmasie probable mais légère. Des hémorroïdes.

Traitement. — Le traitement commence le 24 mars 1892. Assez régulier pendant 4 mois, il se compose exclusivement (mars-juin 1892) de :

13 applications de courants alternatifs sinusoïdaux, 5 minutes chaque, vitesse moyenne, bien supportées.

La malade cessa de se faire soigner au milieu de juin par suite des exigences de son travail (fait des ménages pour vivre). Elle était à cette époque très améliorée.

Résultats. — Chaque séance de courants alternatifs amenait après elle une réaction post-opératoire (exagération des douleurs droites habituelles) assez vive, et variant comme durée de quelques heures à deux ou trois jours. Mais, malgré cette réaction post-opératoire presque constante, la malade a retiré un bénéfice certain du traitement, et elle résume ainsi elle-même l'amélioration obtenue :

1° grande atténuation des douleurs de ventre devenues beaucoup moins fréquentes et beaucoup moins vives.

2° disparition complète de la leucorrhée.

3° disparition des mictions fréquentes et de la pesanteur vésicale.

4° deux menstruations plus régulières et beaucoup moins douloureuses.

5° plus de forces et plus d'énergie. Meilleur appétit. Marche plus facile. Travail moins pénible.

11 *octobre* 1892. — On revoit la malade en octobre 92 après une absence de près de 4 mois (dernier traitement a eu lieu le 15 juin).

L'amélioration a persisté aussi complète pendant la fin du mois de juin et presque pendant tout le mois de juillet.

Le 25 juillet, la malade était réglée un peu en avance ; cette menstruation assez abondante durait depuis 4 jours, lorsqu'à la suite d'une violente émotion les règles s'arrêtent brusquement et la malade a des crises nerveuses répétées avec perte de connaissance. Elle est même obligée de s'aliter (30 juillet) parce qu'elle souffre du côté droit ; elle a de la fièvre, des nausées, des ballonnements abdominaux, bref des phénomènes de *péritonisme-hystérique*. Le Dr Boisson de Sceaux lui prescrivit un large vésicatoire sur le côté droit et un lavement de séné.

Les douleurs dans le ventre à droite s'atténuèrent un peu, mais la malade resta 3 semaines au lit chez elle ; puis, ne pouvant suffire aux frais qu'exigeait sa maladie elle alla à Cochin où elle fut admise dans le service de M. Dujardin-Beaumetz ; elle resta près d'un mois à l'hôpital, du 20 août au 18 septembre, ayant de temps en temps des douleurs plus ou moins vives, toujours de préférence à droite, avec sensibilité abdominale assez grande. Traitement : salol à l'intérieur.

Le 15 septembre la malade ne souffrait plus, et le 18 elle sortait de Cochin.

Depuis le 15 septembre jusqu'à aujourd'hui (15 octobre) la malade n'a souffert qu'au moment de ses dernières règles :

Dernières règles du 6 au 8 octobre, peu abondantes, assez douloureuses (douleurs vives dans le côté droit et dans les reins).

Un peu de leucorrhée mais très peu.

En somme, le point saillant pendant l'absence que vient de faire la malade qui est une névropathe, c'est une crise de phénomènes nerveux intenses, survenue après une vive émotion — crise hystérique suivie de phénomènes de péritonisme, n'ayant aucun rapport avec le traitement électrique antérieur, fort éloigné du reste.

Au toucher : l'état anatomique n'a pas changé.

25 *octobre*. — 14me application de courants sinusoïdaux.
29 *octobre*. — 15me application — —
5 *novembre*. — 16me application — —
12 *novembre*. — 17me application — —
19 *novembre*. — 18me application — —
26 *décembre*. — 19me application — —

Assez bien pendant ce dernier mois : la malade n'a presque pas souffert du ventre.

Le symptôme dominant assez rebelle aux alternatives est une douleur lombaire, sacro-coccygienne très pénible.

Une menstruation bonne est à noter.

10 *décembre* — 20me application de courants alternatifs sinusoïdaux.

Toujours assez bien.

27 *décembre* 92. — Bien. Pas de douleurs. Pas de leucorrhée.

21e alt. sinusoïdale.

12 *janvier* 93. — Toujours bien.

22e alt.

25 *janvier* 93. — Même état symptomatique satisfaisant, sauf au moment des dernières règles venues du 18 au 22, et précédées pendant 2 jours de très vives douleurs de reins.

23e alt.

7 *février* 93. — Bien. Pas de douleurs. Pas de leucorrhée.

24e alt.

21 *février* 93. — Moins bien depuis 15 jours; douleurs de ventre à droite et douleurs rectales assez fréquentes.

OBSERVATION XXII. (*Résumée*).

Rétroversion. Utérus fibreux. Prolapsus des annexes gauches avec hypertrophie de la trompe. Endométrite probable. Ménorrhagies et métrorrhagies depuis 4 ans. Douleurs de reins entre les pertes, 3 curetages sans résultats durables.

Efficacité bien marquée des galvano-caustiques intra-utérines contre les hémorrhagies. — Succès des courants sinusoïdaux contre l'élément douleur; insuccès contre les hémorrhagies.

Madame L..., 42 ans, couturière, 1 enfant il y a 23 ans, 1 fausse couche (de 2 mois) il y a 12 ans, 1 seconde fausse couche il y a 10 ans.

5 *janvier* 1892. — Cette malade se présente à la clinique du Dr Apostoli le 5 janvier 1892.

Début de la maladie. — Elle se dit malade depuis près de 4 an. et le symptôme qui domine son état consiste en des métrorrhagies abondantes, la 1re ayant duré 8 mois sans aucune interruption (1889) forçant la malade à garder le lit, — la dernière durant encore depuis 47 jours, avec de la leucorrhée dans l'intervalle des ménorrhagies chaque mois.

Traitements antérieurs 1889. — Elle a été souvent soignée pour le symptôme hémorrhagie — au moment de sa première perte, il y a 38 ans 1/2, elle fut soumise à un traitement intensif par injections intra-utérines pendant les règles de teinture d'iode, et injections après les règles, de nitrate d'argent.

Pour les injections à la teinture d'iode, au moment où la malade avait ses règles, en pleine perte, on faisait tous les deux jours une de ces injections et au bout de 4, en général, le sang s'arrêtait ; de cette façon les règles ne duraient que 10 jours et la malade n'avait pas de métrorrhagies pendant le mois.

Les injections de nitrate d'argent se faisaient après les règles et donnaient le même résultat.

La malade se fatigua de ce traitement : elle préféra le curetage qui lui avait été conseillé.

En moins d'un an on lui fit 3 curetages : les 3 sous chloroforme : le 1er et le 3e avec dilatation préalable.

1er A Cannes, par le Dr Laugier (novembre 1890).

2e à Cannes, par le Dr Hoffmann (mars 1891).

3e à Paris, par un interne de M. Lefort à la Pitié (juillet 1891).

Ces 3 opérations arrêtèrent chacune les pertes pendant 45 ou 50 jours, mais n'eurent qu'un résultat temporaire : et la preuve c'est que le 5 janvier 1892 la malade se présente à la clinique, se plaignant :

Symptômes actuels, 5 janvier 1892. — 1° D'une hémorrhagie abondante qui dure sans interruption depuis 47 jours.

2° De douleurs lombaires quand le sang cessant un peu menace de reparaître avec plus d'abondance.

Diagnostic. — Utérus en rétroversion, fibreux, mais sans fibrome appréciable. Prolapsus des annexes gauches avec hypertrophie de la trompe.

Pas de phlegmasie péri-utérine.

En résumé : Endométrite possible mais non certaine.

Traitement. — En 7 mois, de janvier à juillet 1892, on fit à la malade successivement :

1° 23 galvano-caustiques intra-utérines positives, au charbon, de 50 à 115 milliampères, 6 minutes chaque ; en deux places différentes : bien supportées.

2° 5 galvano-caustiques intra-utérines positives, au platine, de 95 à 120 milliampères, 5 minutes, B. S.

3° 7 applications de courants alternatifs sinusoïdaux, vitesse maxima, 5 minutes chaque. Bien supportées,

4° 6 autre galvano-caustiques intra-utérines positives au platine de 90 à 115, M. A. 5 m. bien supportées :

En tout :

34 galvano-caustiques intra-utérines positives, tant avec électrode platine que charbon.

7 applications de courants alternatifs sinusoïdaux.

Résultats. — Les 23 G. C. positives au charbon, faites en premier lieu, ont diminué les pertes de sang au début, les 2 premières ont même arrêté la métrorrhagie qui durait depuis 17 jours, et l'ont empêché de reparaître ; les 7 ou 8 suivantes ont eu le même résultat, amenant même des règles qui ne duraient que 6 jours par mois, à peine abondantes, à la place de ménorrhagies très abondantes durant 10 ou 12 jours (janvier-mars).

Mais à partir de la 11e positive au charbon il y a une rechute ; la malade a continuellement, soit des pertes véritables, soit des écoulements sanguins.

Les douleurs de reins précèdent toujours l'apparition du sang, mais sont moins vives qu'avant le début du traitement.

Les 5 G. C. positives au platine ont aussi produit beaucoup d'effet au début : la 1re fut faite le 5 mai et jusqu'au 15 la malade ne perdit pas de sang, mais à partir du 15 jusqu'au 31 mai pendant les 3e 4e et 5e galvano-caustiques au platine, ce fut encore une perte continuelle.

Les 7 applications de courants alternatifs arrêtèrent aussi les pertes au début, mais elles furent remarquables surtout par la grande atténuation, la presque disparition des douleurs de reins qu'elles amenèrent en même temps qu'un grand bien être, (et cependant la malade ne perdant pas aurait dû beaucoup souffrir comme cela avait lieu autrefois avant ce traitement) !

Ce furent les 6 galvano-caustiques intra-utérines positives au platine faites en dernier lieu qui influencèrent réellement les pertes de sang. le 27 juillet, après 5 de ces galvano-caustiques la malade déclarait que pour la 1re fois depuis le début du traitement électrique, elle venait de passer 22 jours sans voir une goutte de sang.

Fin juillet 92. — En résumé, pas d'action durable du courant alternatif sur les hémorrhagies, mais action très nette sur l'élément douleur, tandis que les galvano-caustiques (les 6 dernières surtout) moins actives contre la douleur, ont avantageusement influencé le symptôme hémorrhagie si rebelle chez cette malade.

1 octobre 92. — La malade est revue après deux mois d'absence pendant lesquels elle a été, dit-elle assez bien ; elle a perdu assez souvent du sang, mais très peu ; elle a eu des écoulements intermittents de durée variable, mais véritablement peu abondants à la place des règles ; ainsi, à la fin du mois d'août elle a perdu du sang pendant une dizaine de jours, avec des interruptions.

Fin septembre et ces jours derniers, elle a perdu encore pendant 10 jours, avec des intermittences d'un jour ou deux, mais en somme, ce que la malade perd maintenant, ce n'est pas la moitié de ce qu'elle perdait autrefois.

Quant au symptôme douleur, il est rare et léger et ne s'accuse que par quelques douleurs de reins quand la malade va perdre.

En résumé, persistance de l'amélioration notée à la fin de juillet.

6 *octobre et* 11 *octobre*. — Rechute ; une perte de sang. 2 galvano-caustiques intra-utérines positives (la 36 et la 37e) en ont raison.

La perte passée, la malade éprouve des douleurs de reins : on continue les galvano-caustiques.

15 *octobre*. — 38e G. C + 80 5m. B. S.
20 — — 39e G. C + 85 5m. B. S.
25 — — 40e G. C + 95 5m. B. S.

Les douleurs de reins s'atténuent mais sans disparaître complètement. Pour en débarrasser la malade, on reprend les alternatives.

29 *octobre*. — 8e application de courants alternatifs sinusoïdaux : vitesse maxima.

Les douleurs cessent mais le sang reparaît.

8 *novembre*. — 9e alternative — —
12 *novembre*. — 10e — — —
17 *novembre*. — 11e — — —
21 *novembre*. — 12e alternative — —

Résumé. — Le résultat est toujours le même ; les G. C sont très efficaces contre l'hémorrhagie et les alternatives contre les douleurs

6 *décembre* 92. — Bien : vient d'être réglée 6 jours sans trop d'abondance.

13e alt. sinusoïdale.

20 *décembre* 92. — Mal depuis le traitement du 6. Depuis ce jour la malade a eu une métrorrhagie abondante avec caillots et douleurs de ventre, hémorrhagie qui n'a pas encore cédé à 3 nouvelles galvano-caustiques.

41e, 42e et 43e G. C. + 80 en moyenne, bien supportées. La perte a cédé aujourd'hui.

1er *au* 20 *janvier* 93. — Très bien.

45e, 46e, 47e, G. C. + 80 5 m. B. S.

20 *janvier au* 4 *février*. — Quelques gouttes de sang de temps en temps et quelques douleurs de reins.

48e, 49e, 50e, G. C. + 80, 5 m. B. S.

4 au 14 *février*. — Bien.

31e G. C. intra-int. + 85, 5 m. B. S.

En somme depuis la perte de décembre, la malade n'a pas eu de grande perte.

OBSERVATION XXIII (*Résumée.*)

Gros fibrome. Pesanteur abdominale. Douleurs dans les deux côtés du ventre et dans les reins. Ménorrhagies et métrorrhagies. Hydrorrhée intermenstruelle très abondante.

Action très nette des galvano-caustiques sur les pertes de sang et les douleurs. Insuccès contre l'hydrorrhée. — Insuccès des courants sinusoïdaux contre cette même hydrorrhée.

Madame M. L. 37 ans, s. p. nullipare.

2. *février* 1892. — Cette malade se présente à la clinique du Dr Apostoli le 2 février 1892.

Symptômes actuels. — 1° Pesanteur abdominale.

2° points douloureux intermittents dans les deux côtés du ventre.

3° douleurs des reins.

4° ménorrhagies durant 8 à 12 jours par mois, très abondantes, avec de gros caillots.

5° métrorrhagies inconstantes durant quelquefois 8, 10, 15 jours et plus.

6° hydrorrhée intermenstruelle abondante.

Diagnostic. — Fibrome considérable, interstitiel, débordant l'ombilic de trois travers de doigt, uniformément globuleux, empiétant également sur chaque hypocondre, presque insensible au toucher, avec col atrophié

Rien d'appréciable aux annexes.

Traitement. — Il commence le 6 février 1892. De février à juillet 1892 on fait à la malade:

14 G. C. intra-utérines positives à 100 M. A en moyenne, 5 minutes chacune, bien supportées.

5 applications de courants alternatifs sinusoïdaux spécialement dirigées contre l'hydrorrhée.

Résultats. — Les 14 G. C. intra-utérines positives faites en premier lieu donnèrent des résultats bien marqués et très satisfaisants en combattant avec avantage les pertes menstruelles et intermenstruelles et le symptôme douleur.

Rapidement la malade fut débarrassée de ses métrorrhagies; ses règles durèrent souvent 4 jours, (8 ou 10 jours, une fois) sans ménorrhagies. Les douleurs du ventre devinrent insignifiantes, les douleurs de reins quoique plus rebelles s'atténuèrent aussi, mais peu. Mais l'hydrorrhée ne fut nullement changée par les courants continus.

Les courants alternatifs dirigés contre ce symptôme rebelle n'avaient pas donné de résultats après quatre applications (juillet 1892).

Deux autres applications de courants alternatifs sinusoïdaux sont faites (5me et 6me) sans plus de résultats que les précédentes.

Au mois d'août la malade quitte la clinique gardant comme symptômes dominant :

1° une hydrorrhée abondante et continue.

2° des douleurs de reins intermittentes.

12 *novembre* 1892. — La malade revient après une absence de 3 mois.

Elle a été bien réglée, elle n'a pas eu de pertes intermenstruelles ; elle a très peu souffert du ventre (tous les symptômes atténués par les galvano-caustiques sont restés atténués) mais l'*hydrorrhée* et les douleurs de reins persistent avec les mêmes caractères qu'au mois d'août.

L'hydrorrhée est toujours abondante et continue. Les douleurs de reins intermittentes, prenant brusquement la malade quand, étant assise, elle veut se lever.

15 *novembre* 1892. — 7me application de courants alternatifs sinusoïdaux, vitesse maxima, 5 m. (avec le nouveau moteur). Bien supportée.

6 *décembre* 1892. — 8me application analogue à la précédente.

Résumé. — Malgré tout, l'hydrorrhée reste rebelle : l'échec des alternatives contre ce symptôme se confirme.

Février 93. — Même situation malgré six autres applications de courants alternatifs. — Même hydrorrhée rebelle.

OBSERVATION XXIV (*Résumée*).

Abaissement des annexes avec ovaro-salpingite double aiguë.
Hémorrhagies continues depuis 20 mois avec caillots et douleurs de ventre. Leucorrhée. Mauvais état général. Scrofulose, coxalgie, — plusieurs résections du coude pour tumeur blanche.
Succès éphémère et incomplet du traitement galvanique. Castration rendue obligatoire. — Amélioration consécutive mais pas complète.
Reprise du traitement galvanique ; demi-succès. — Récidive.

Amélioration plus grande, quoique incomplète, obtenue par l'application des courants alternatifs. — Rechute.

Mademoiselle L. Clémentine, 24 ans, couturière. Nullipare.

3 *janvier* 1889. Se présente à la clinique du Dr Apostoli le 8 janvier 1889.

Antécédents pathologiques. — Ses antécédents pathologiques sont très mauvais ainsi que son état actuel.

Coxalgie à 5 ans (elle porte un appareil depuis cette époque).

A 22 ans (juin 87) première résection du coude pour tumeur blanche consécutive à une chute avec fracture compliquée.

Au moment de l'opération la malade est prise d'hémorrhagie utérine abondante avec caillots et douleurs abdominales à gauche

A 23 ans (1888) deuxième résection du coude par suite de la formation d'abcès.

Depuis sa première opération la malade a des pertes de sang continues et souffre du ventre.

Dans la même année troisième résection du coude après une chute.

Les hémorrhagies et les douleurs continuent.

Etat actuel (janvier 89). — Hémorrhagies avec caillots sanguins et douleurs abdominales surtout à gauche depuis 20 mois. (Une particularité à noter, c'est que l'hémorrhagie avec caillots et douleurs, est modifiée au moment des règles; aux époques, l'écoulement est purement sanguin et sans caillots, mais les douleurs sont plus fortes).

En plus de ces deux symptômes principaux *hémorrhagies et douleurs*, la malade a de la leucorrhée assez abondante et un très mauvais état général :

Hémoptysies. Toux. Scrofulose. Peu d'appétit. Marche impossible.

Diagnostic. — Abaissement des annexes. Ovaro-salpingite double aiguë, (d'origine *bacillaire* probable.)

Traitement. — Le traitement électrique commence le 8 janvier 89, il comprend deux périodes : 1° l'une qui va de janvier 89 à la castration faite en juillet 1891 — 2° l'autre qui comprend les applications électriques faites après l'opération.

Première période : — 9 galvano-caustiques intra-utérines positives d'une moyenne de 50 M A environ. 5 m. très mal supportées.

9 Faradisations vaginales bipolaires avec fil fin, tension maxima.

2 galvano-caustiques vaginales labiles de 30 M. A. en moyenne et de 5 minutes chacune, mieux supportées.

Ce traitement électrique, (fait avant l'opération chirurgicale) était en général très mal toléré ; la malade avait en plus d'un vaginisme intense et des phénomènes de nervosisme opératoire assez violents, une réaction post-opératoire intense caractérisée par des nausées, des vomissements, et une exagération passagère mais très vive des douleurs habituelles. Cependant, malgré cette réaction opératoire et post-opératoire il parut donner un résultat assez satisfaisant mais transitoire.

Il fut commencé en janvier, et en mars après la 6e G. C. intra-utérine positive, on pouvait dire qu'il y avait :

1° Arrêt des hémorrhagies.

2° Une atténuation des douleurs abdominales et lombaires.

3° Une amélioration sensible de l'état général.

Mais l'amélioration ne dura guère qu'un trimestre : En avril 1889 la malade accusait de nouveau une rechute et pour les pertes de sang, (qui sans être continues se présentaient sous forme d'écoulements plus ou moins longs, en plus des règles venant tous les 15 jours,) — et pour les douleurs lombaires et abdominales ; la leucorrhée restait toujours abondante.

Malgré 3 autres galvano-caustiques intra-utérines positives, 9 faradisations vaginales, et 2 galvano-caustiques vaginales, — malgré les résultats sédatifs mais passagers, très passagers, obtenus par ces divers genres de traitement, devant le mauvais état symptomatique rebelle et le mauvais état général de la malade, devant aussi l'intolérance électrique rebelle qui faisait poser le diagnostic d'inflammation grave des trompes, avec lésion concomittante probable des ovaires, on dut proposer à la malade une intervention chirurgicale.

La laparotomie fut faite le 2 juillet 1891 et l'on trouva : à droite une trompe très grosse, comme un doigt d'adulte, enflammée, rouge, avec un kyste du pavillon et un ovaire hypertrophié avec de très petits kystes ; — à gauche, la trompe était presque normale mais l'ovaire polikystique était beaucoup plus gros qu'à droite ; il égalait à peu près 4 fois le volume normal.

L'opération fut faite par le Dr Lebec à l'hôpital St-Joseph ; La malade sortit le 2 août.

Les résultats immédiats de l'opération furent très satisfaisants : les douleurs de ventre disparurent, la leucorrhée d'abondante et continue qu'elle était auparavant devint légère et intermittente.

L'état général depuis si longtemps mauvais s'améliora rapidement pour toutes les fonctions.

Août 1891. — Mais au milieu de ce bien être apparut un symptôme des plus pénibles : des étouffements, une dyspnée intense avec sueurs concomitantes, provoquées sans doute par la ménopause artificielle.

Dans le but de combattre ce symptôme nouveau, en même temps que la leucorrhée qui restait, on reprend à la clinique du Dr Apostoli les applications électriques antérieures (octobre 1891).

Octobre 1891. — 2e période de traitement qui comprend au total : 3 G. C. intra-utérines positives en moyenne à 75 M A. 5 m. bien mieux supportées qu'avant la castration.

1 Galv. C. négative à 60 M A.

Des révulsions cutanées faradiques.

Des applications répétées de ventouses.

Des bains statiques.

Tous ces traitements différents apportaient chacun un soulagement passager à l'état congestif et dypsnéique de la malade, mais en somme cet état d'oppression continua avec étouffements, sueurs, crachements de sang, dura toute la fin de l'année 1891 et ne sembla céder qu'à des applications de pointes de feu dorsales.

Janvier 1892. — En janvier 1892, les symptômes de congestion pulmonaire étaient vaincus, mais il fallait alors se préparer à combattre de nouveau les anciens symptômes douloureux et la leucorrhée, calmés pendant un certain temps par la castration, mais revenus progressivement vers octobre et novembre 1891.

Au début de janvier 1892, la malade se plaignait en effet de souffrir de nouveau, depuis deux mois, de vives douleurs dans les deux côtés du ventre et d'avoir encore de la leucorrhée abondante.

On commence les applications de courants alternatifs sinusoïdaux avec vitesse moyenne que la malade tolère bien, sans avoir de réaction post-opératoire appréciable.

Mars-avril 92. — Durant les mois de mars et avril on fait 8 applications de ce genre.

Les résultats sont assez nets.

Ce nouveau traitement n'était pas douloureux, ni pendant l'opération ni après ; il donnait lieu assez souvent à un écoulement sanguin post-opératoire plus ou moins long, mais il est impossible de nier son action efficace sur l'écoulement leucorrhéique et sur les douleurs dans les deux côtés du ventre ; ces douleurs qui, dès la 1re alternative furent atténuées très sensiblement, restèrent atténuées pendant tout ce traitement, au point que la malade dont l'état général est devenu presque tout à fait bon au cours des alternatives, dit à chaque visite « je ne souffre presque pas et quand je souffre c'est très supportable! »

Novembre 92. — Une preuve de l'influence sédative des courants alternatifs sinusoïdaux chez cette malade, nous est donnée par ce fait qu'en novembre 92 elle déclare souffrir de nouveau beaucoup plus depuis qu'elle a cessé le traitement.

Décembre 92. — 2 G. C. intra-utérines sont faites pour combattre la récidive des douleurs, mais elles ne donnent pas de résultats.

Au milieu de décembre on reprend les applications de courants alt. sinusoïdaux.

9e le 10 décembre.

On continue ce traitement.

10e le 12 janvier 93.

11e le 24 janvier 93.

12e le 2 février 93.

13e le 4 février 93.

14e le 9 février.

Pendant tout ce temps, la malade n'eut que des améliorations très passagères pour les douleurs; elle a beaucoup souffert de douleurs ou d'élancements dans les deux côtés du ventre et de vives douleurs de reins. L'état général est peu satisfaisant.

Au total elle va plus mal depuis 2 mois.

OBSERVATION XXV (*Résumée*).

Fibrome interstitiel et sous-péritonéal. Règles abondantes et douloureuses. Dysménorrhée post-menstruelle (vives douleurs dans le ventre et les reins). Leucorrhée abondante.

Influence très marquée du courant alternatif sinusoïdal : disparition de la dysménorrhée menstruelle et post-menstruelle ; disparition de la leucorrhée. Amélioration de l'état général. L'abondance des règles seule n'a pas été changée.

Mme G... Françoise, 45 ans, confectionneuse.

Cette malade qui a eu trois enfants à terme et qui a fait une fausse couche il y a 7 ans, se présente à la clinique du Dr Apostoli le 13 février 1892, se déclarant malade depuis l'époque de sa fausse couche. Les symptômes qu'elle accuse sont les suivants :

Symptômes actuels, 13 février 92. — 1° Règles très abondantes et douloureuses.

2° Douleurs vives dans le ventre et dans les reins apparaissan deux jours avant les règles, durant tout le temps des règles (c'est-à-dire 3 à 4 jours) et se continuant 8 jours après les règles.

3° Leucorrhée post-menstruelle (8 jours) très abondante.

Diagnostic. — Fibrome interstitiel et sous-péritonéal.

Traitement. — Le traitement commence le 3 mars 1892, (deux jours après la dernière menstruation de la malade). Il débute par une galvano-caustique intra-utérine positive + 60 M. A. 5 minutes, bien supportée.

Cette galvano-caustique unique atténua un peu la leucorrhée et les douleurs habituellement consécutives aux menstruations.

Puis viennent des applications de courants alternatifs sinusoïdaux.

8 *mars au* 31 *mai* 1892. — En deux mois 1/2, du 8 mars au 31 mai 1892, on fait à la malade 14 applications de courants alternatifs sinusoïdaux, vitesse moyenne et maxima. 5 minutes chaque, en général bien supportées.

Ces 14 applications ont amené dans l'état général de la malade une grande amélioration symptomatique caractérisée par :

1° La disparition des douleurs antérieures avant et après les règles :

2° La disparition de la leucorrhée.

3° Une marche plus facile.

4° Un état général meilleur.

Les règles seules sont restées abondantes, c'est le seul point qui reste le plus à améliorer.

4 *août* 1892. — La malade est absente depuis 3 mois. Elle va bien. Elle ne souffre pas du ventre. Elle n'a pas de leucorrhée. Les règles sont régulières, normales comme abondance et durent trois jours.

14 *août* 1892. — Légère rechute. Une menstruation de six jours au lieu de trois, plus abondante que les mois précédents. (2 au 8 août) De plus léger réveil de la leucorrhée.

15me application de courants alternatifs, sinusoïdaux, 5 minutes, vitesse maxima, bien supportée.

14 *décembre* 92. — La malade priée par lettre de venir à la clinique ou de donner de ses nouvelles, écrit qu'elle est dans le même état qu'au mois d'août.

OBSERVATION XXII. (*Résumée*).

Ovaro-salpingite gauche avec exsudat bilatéral. Douleur gauche intermittente. — Amélioration passagère de cette douleur par une

seule application de courants sinusoïdaux. — Retour à l'état antérieur.

Mme M. 25 ans, domestique, nullipare.

Etat actuel (31 *mars* 1892).— Se présente à la clinique du Dr Apostoli le 31 mars 1892, se déclarant malade depuis 10 mois environ, et souffrant d'une douleur intermittente, toujours supportable, localisée dans la région ovarienne gauche.

Diagnostic. — Ovaro-salpingite gauche avec exsudat bilatéral.

Traitement et résultats. — Le traitement ne comprend qu'une galvano-caustique et une seule application de courants sinusoïdaux (la malade n'étant venue que trois fois à la clinique).

12 *Avril* 1892. — 1 galvano-caustique intra-utérine positive 40 M. A. 5 minutes, bien supportée.

Cette unique application de courant continu amène des coliques assez vives après la séance et est suivie d'un peu de sensibilité abdominale qui rend la marche pénible.

14 *avril* 1892. — 1re Application de courants alternatifs sinusoïdaux, vitesse moyenne, 5 minutes, bien supportée.

Aussitôt après la séance, la malade se déclare améliorée.

12 *décembre* 1892. On n'a eu aucune nouvelle sur l'état symptomatique de la malade jusqu'au 12 décembre 1892, époque à laquelle sur la demande du Dr Apostoli elle se présente dans son cabinet.

Elle n'est pas revenue à la clinique à cause de ses occupations. (car elle est domestique).

Pendant un mois, après l'alternative faite le 14 avril, la malade a été bien sans aucune douleur. Puis elle a souffert de nouveau d'une façon supportable comme avant le traitement.

OBSERVATION XXVII. (*Résumée*).

Fibrome interstitiel et sous-péritonéal lobulé. Métrorrhagies depuis 5 ans, durant 3 semaines par mois, avec caillots et douleurs du côté droit du ventre et dans les reins. — Action nette des galvanocaustiques sur les hémorrahagies. Influence curative bien marquée des courants sinusoïdaux sur le symptôme douleur. — Récidive.

Mademoiselle R... Joséphine, 49 ans, passementière.

Cette malade, nullipare, se présente à la clinique du Dr Apostoli, le 26 janvier 1892 avec les symptômes suivants :

État actuel 26 janvier 1892.

1° Métrorrhagies (depuis 5 ans), durant 3 semaines par mois, avec caillots et douleurs relativement légères dans le côté droit du ventre et dans les reins — (au moment où elle se présente à la clinique la malade a une perte de sang qui dure depuis un mois).

2° un peu de leucorrhée dans les intervalles où elle ne perd pas de sang.

Diagnostic. — Fibrome interstitiel et sous-péritonéal arrivant jusqu'au niveau de l'ombilic, avec des noyaux mobiles très pédiculés notamment à droite ;

Traitement. — Il comprend deux parties :

1° (du 28 janvier au 3 mars) 9 G. C. intra-utérines positives de 80 à 140 M. A. 5 minutes chaque, bien supportées.

2° (du 28 mars au 23 avril). 7 applications de courants alternatifs sinusoïdaux, vitesse maxima, 5 minutes chaque, bien supportées.

Résultats. — Avec les galvano-caustiques : moins de sang, plus de longues métrorrhagies comme avant, seulement quelques légers écoulements sanguins peu abondants et très espacés. Pas d'atténuation des douleurs de ventre et des reins.

Persistance de la leucorrhée légère.

Avec les alternatives : disparition complète des douleurs de ventre, grande atténuation des douleurs de reins et de la leucorrhée. Un seul écoulement sanguin de 10 jours en 1 mois 1/2 (en dehors d'une menstruation).

En somme, succès des galvano-caustiques sur le symptôme hémorrhagie, — influence curative plus grande des courants sinusoïdaux sur le symptôme douleur.

N. B. — A la fin d'avril 92 la malade cesse de venir à la clinique.

Au mois d'août, on apprend qu'elle est entrée à l'Hôtel-Dieu en mai dans le service de M. Ricard où on lui fit une hystérectomie abdominale : 15 jours après l'opération la malade mourut, d'embolie pulmonaire.

OBSERVATION XXVIII. (*Résumée*).

Antéflexion. Endométrite. Uréthrite et vaginite. Prolapsus des annexes gauches probablement enflammés. Pointe de hernie inguinale droite. Douleurs sourdes intermittentes dans le bas-ventre. Leucorrhée assez abondante. Point douloureux inguinal droit. — Pas d'amélioration immédiate par cinq applications de courants sinusoïdaux. Amélioration tardive ultérieure du symptôme douleur.

Madame J. 30 ans, se présente à la clinique du Dr Apostoli le 10 décembre 91 se plaignant :

Etat actuel. 10 *décembre* 1891. — 1° D'un point douloureux inguinal droit avec pointe de hernie à ce niveau. (Le point douloureux est sans doute causé par le port d'un bandage défectueux.)

2° Douleurs sourdes intermittentes dans tout le bas-ventre (début récent.)

3° Leucorrhée assez abondante (début ancien).

Diagnostic. — Pointe de hernie inguinale droite.

Antéflexion.

Endométrite. Uréthrite et vaginite.

Prolapsus des annexes gauches probablement enflammés.

Traitement. — Le traitement commence le 12 décembre 1891 par: 1 galvano-caustique intra-utérine positive + 50 M. A à 5 minutes. bien supportée, ne donnant lieu à aucune réaction post-opératoire mais n'influençant pas les douleurs et la leucorrhée.

La malade reste quelques temps sans revenir à la clinique. A son retour en mars 1892, on commence les applications de courants alternatifs.

En 5 mois, de mars à août, on fait 5 applications de ces courants.

Les deux premières sont successivement alternatives avec courant de pile à 20 M. A — et alternatives induction avec vitesse moyenne (1).

Les 3 autres sont des alternatives uniquement d'induction à vitesse maxima.

Les alternatives pile sont très douloureuses ; les alternatives induction sont mieux supportées.

Toutes provoquent après les séances de petits écoulements sanguins.

Août 1892. — Ces cinq applications de courants alternatifs ne donnent pas de résultats appréciables pour les douleurs et la leucorrhée qui restent les mêmes qu'avant le traitement.

Décembre 92. — La malade n'a pas été vue depuis quatre mois.

Elle va beaucoup mieux, surtout depuis 3 mois.

Le point douloureux droit a disparu ; les douleurs de bas-ventre sont et beaucoup moins vives et beaucoup moins fréquentes.

Mais la leucorrhée sans être continue est toujours assez abondante.

L'état général de la malade est bon.

(1) Dans la même séance.

Au toucher, la situation anatomique paraît la même.

En somme, malade améliorée pour le symptôme douleur.

Le traitement continue.

12 *décembre* 6e application de courants alternatifs sinusoïdaux vitesse maxima. 5 m. bien supportée.

Mars 93. — La malade n'a pas été revue depuis le 12 décembre dernier.

OBSERVATION XXIX. (*Résumé*).

Douleur ovarienne droite et épigastralgie. Antéflexion. Périovarite droite.

Douleurs sourdes presque continues dans toute la région pelvienne.

Leucorrhée intermittente, variable en abondance.

Pas d'action immédiate appréciable de dix applications de courants sinusoïdaux sur le symptôme douleur. Amélioration passagère mais non durable de la leucorrhée.

Action assez marquée de deux galvano-caustiques sur les douleurs.

Madame M. 31 ans.

Un enfant à terme, il y a 9 ans, se présente à la clinique du Dr Apostoli le 11 avril 1892, se disant malade depuis deux ans environ et accusant les symptômes suivants :

Etat actuel 11 avril 1892. — 1o Douleurs presque continues dans toute la région pelvienne (bas-ventre, hanches, reins) avec prédominance à droite, s'exagérant par la marche et se calmant par le repos.

2o Leucorrhée intermittente et variable en abondance.

L'état général est assez bon.

Diagnostic. — Douleur ovarienne droite et épigastralgie. Antéflexion. Ovaro-salpingite droite avec périovarite de ce côté.

Traitement. — Le traitement électrique est commencé le 16 avril 1892. Il comprend deux parties :

1° : En deux mois du 16 avril au 11 juin 92.

10 applications de courants alternatifs sinusoïdaux, monopolaires, vitesse moyenne et maxima, 5 minutes chacune, ne donnant pas lieu à de la sensibilité opératoire proprement dite, mais dont les 4 premières furent suivies d'une réaction post-opératoire consistant en une exagération très marquée des douleurs pelviennes ordinaires et en écoulements sanguins plus ou moins longs.

2° : en juillet : 2 galvano-caustiques intra-utérines positives + 100

m. a. 5 minutes, plus douloureuses que les alternatives pendant la séance même.

Résultats au 7 juillet 1892. Les 10 applications de courants sinusoïdaux n'eurent pas d'influence immédiate marquée sur le symptôme douleur. A part de rares et courtes exceptions, au cours de ce traitement, la malade a eu les mêmes douleurs pelviennes qu'avant. La leucorrhée fut rapidement atténuée (dès la 1re séance), elle disparut pour un certain temps, mais vers la 7me alternative, elle reparut et devint progressivement aussi abondante à la fin du traitement qu'au début.

Les deux galvano-caustiques faites en juillet n'influencèrent pas non plus la leucorrhée, mais les douleurs de ventre et les douleurs de reins furent très atténuées.

N. B. La malade ayant cessé de revenir à la clinique après la 2me galvano-caustique, le traitement fut interrompu et jusqu'au 15 décembre on n'eut pas de nouvelles de son état.

15 *décembre* 92. — Sur la demande du Dr Apostoli la malade se présente dans son cabinet et déclare que son état est le même qu'en juillet.

OBSERVATION XXX (*Résumée*).

Rétroversion avec flexion légère. Endométrite. Phlegmasie double des annexes plus accusée à gauche, et de ce côté tumeur probablement kystique au début. Névropathe.

Pesanteur abdominale. Douleurs tantôt sourdes tantôt, lancinantes des deux côtés du ventre à gauche surtout. Leucorrhée intermittente assez abondante.

Amélioration marquée de tous les symptômes par les courants alternatifs sinusoïdaux.

Madame D. 32 ans, imprimeuse.

Cette dame qui a eu deux enfants, le dernier il y a 4 ans, et une fausse couche entre les deux accouchements, se présente à la clinique du Dr Apostoli le 15 mars 1892.

Etat actuel 15 *mars* 1892. — Elle se déclare malade depuis 4 ans, depuis son dernier accouchement à terme et normal en apparence.

Les symptômes qu'elle accuse sont les suivants ;

Depuis 4 ans:

— Pesanteur abdominale.

— Leucorrhée plus ou moins abondante.

— Marche pénible.

N. B. Ces symptômes ont été déjà améliorés dans ces derniers temps par l'emploi d'ovules iodoformés et d'injections astringentes

Depuis 4 mois :

— Douleurs sourdes, ou lancinantes, parfois même des élancements dans les deux côtés du ventre et surtout dans le côté gauche.

— Névropathe.

Diagnostic. — Rétroversion avec flexion légère. Endométrite.

Phlegmasie double des annexes plus accusée à gauche.

Plus tard, on constate à l'examen une tumeur probablement kystique de l'ovaire ou de la trompe gauche.

Traitement. — Le traitement est commencé le 17 mars 1892. En 4 mois, de mars à juillet 1892, il comprend :

20 applications de courants alternatifs sinusoïdaux, 5 minutes chaque fois, grande vitesse, en général bien supportées.

Résultats — juillet 92. — Ces 20 applications, sans réaction ni opératoire ni post-opératoire donnèrent les résultats suivants :

1). Disparition de la pesanteur abdominale.

2). Atténuation des douleurs de ventre.

3). Diminution de la leucorrhée.

4). Amélioration de l'état général.

En somme, tous les symptômes furent heureusement influencés par les alternatives.

N. B. au cours du traitement se manifesta un symptôme nouveau : une sensation de cuisson, de brûlure, dans le côté gauche assez rebelle.

Décembre 92. — La malade n'a pas été revue depuis le mois de uillet. On apprend qu'elle suit un autre traitement ailleurs.

Il est donc impossible de formuler aucune conclusion définitive à son sujet.

OBSERVATION XXXI (*Résumée*).

Rétroflexion. Paramétrite postérieure. Phlegmasie probable des annexes.

Douleurs de bas-ventre. Dysménorrhée prémenstruelle.

Influence très marquée des courants sinusoïdaux qui font disparaître la dysménorrhée prémenstruelle et atténuent très sensiblement les douleurs de bas-ventre sans toutefois les faire disparaître immédiatement.

Guérison symptomatique complète 1 mois après.

Madame D. Pauline, 29 ans. Laitière.

État actuel 8 mars 92. — Un enfant à terme il y a 7 ans, et une fausse couche il y a un an ; se présente à la clinique du Dr Apostoli le 8 mars 1892, se plaignant d'avoir depuis 1890, depuis deux ans, des douleurs dans les deux côtés du bas-ventre, douleurs sourdes, intermittentes, s'exagérant par la marche et quelques jours avant les règles d'où : dysménorrhée prémenstruelle.

Ces douleurs sont le seul symptôme qu'elle accuse.

Diagnostic. — Rétroflexion.

Paramétrite postérieure.

Phlegmasie probable des annexes.

Traitement. — Le traitement est commencé le 15 mars 1892. En 5 mois du 15 mars au 13 août, il comprend : 15 applications de courants alternatifs sinusoïdaux, monopolaires, vitesse moyenne et maxima, 5 minutes chacune, bien supportées :

Les courants sinusoïdaux eurent dans ce cas, une heureuse influence :

1° Grande atténuation des douleurs sourdes dans le bas-ventre, subsistant encore, mais très légères, même après fatigue.

2° Dysménorrhée prémenstruelle complètement disparue. (Après la 1re application en mars 1892, la malade est réglée et la dysménorrhée prémenstruelle a déjà été beaucoup moindre ; depuis, (avril-août 92) elle a eu 4 menstruations sans dysménorrhée prémenstruelle.

La malade n'a pas été revue et n'a pas donné de ses nouvelles depuis le mois d'août.

15 *décembre 92.* — Habitant la campagne et étant très occupée la malade n'est pas venue à la clinique depuis 4 mois. Non seulement l'amélioration notée au milieu du mois d'août a persisté mais il y a eu une guérison symptomatique complète depuis la fin de ce mois d'août.

Aucune douleur du ventre ni des reins.

Pas de leucorrhée.

Réglée 3 jours par mois, assez abondamment, mais sans aucune douleur.

Très bon état général pour toutes les fonctions.

En somme, guérison symptomatique.

Mars 93. — Depuis lors la malade n'a plus été revue.

OBSERVATION. XXXII (*Résumée*).

Hypertrophie utérine avec endométrite. Paramétrite gauche et phlegmasie des annexes de ce côté. Ménorrhagies et douleurs abdominales gauches.

Succès marqué des courants sinusoïdaux sur le symptôme douleur qu'ils ont fait disparaître.

Succès tardif pour le symptôme ménorrhagie dont ils ont de beaucoup diminué la durée sans en diminuer d'abord sensiblement l'abondance.

Deux mois après cette abondance disparaît elle-même spontanément et la malade se déclare guérie symptomatiquement.

Madame P. 27 ans.

Etat actuel, 31 *mars* 1892. — Quatre enfants, le dernier il y a 3 ans. Se présente à la clinique du Dr Apostoli le 31 mars 1892. Elle se déclare malade depuis deux mois seulement et les symptômes qu'elle accuse sont les suivants :

1° Ménorrhagies très abondantes de 20 jours entiers dans les deux derniers mois de février et mars 1892.

2° Douleurs abdominales dans le côté gauche quotidiennes, intermittentes, à forme lancinante.

N. B. L'état général est bon.

Diagnostic. — Paramétrite gauche avec phlegmasie des annexes de ce côté.

Endométrite avec hypertrophie utérine.

Traitement. — Le traitement commence le 2 avril 1892. En 4 mois (avril à juillet 92) il comprend : 6 applications de courants alternatifs sinusoïdaux avec vitesse moyenne et maxima, 5 minutes chacune, bien supportées.

Résultats. — Les résultats observés chez cette malade sous l'influence des courants alternatifs sinusoïdaux sont assez nets ;

1° Atténuation très sensible des douleurs gauches après 4 applications ; disparition complète après la 5e.

2° Diminution de la durée des ménorrhagies pendant les 4 menstruations survenues au cours du traitement.

1e — durée : 12 jours
2e — durée : 7 jours
3e — durée : 9 jours
4e — durée : 8 jours
} au lieu de 20 antérieurement.

Quant à l'abondance des pertes elle n'a pas été atténuée

Juillet 1892. — En somme, la malade perd beaucoup moins longtemps mais aussi abondamment.

Octobre et novembre 1892. — La malade n'a pas été revue et n'a pas donné de ses nouvelles depuis le mois de juillet.

15 *décembre* 92. — Elle revient après une absence de 4 mois 1/2 pendant laquelle elle a été tout à fait bien.

En juillet, il ne restait à combattre que l'abondance des règles. Ce dernier symptôme a disparu depuis l'absence de la malade qui n'a plus aucune douleur de ventre et qui est bien réglée, 4 jours par mois, d'une façon tout à fait normale pour l'abondance.

Elle se plaint seulement de digestions pénibles, avec étouffements et douleurs épigastriques, ce qui est du à une affection stomacale intercurrente : Dilatation.

Donc : guérison symptomatique (au point de vue gynécologique) qui a marché parallèlement avec une grande amélioration anatomique; car au toucher, on ne trouve pas de sensibilité dans la région des annexes gauches, et, si l'on sent encore un petit exsudat profond, il est très diminué.

L'utérus est toujours légèrement hypertrophié, très mobile, se laissant très facilement soulever.

En résumé : changement anatomique considérable.

1er *mars* 93. — La malade n'a plus été revue.

OBSERVATION XXXIII (*Résumée*).

Antéflexion. Tumeur kystique des annexes droits. Ménorrhagies douloureuses. Pesanteur abdominale. Leucorrhée assez abondante. — Trois applications du courant alternatif. — Amélioration symptomatique pour la dysménorrhée et amélioration anatomique (réduction de la tumeur kystique) : cette amélioration double n'a été que passagère. — Récidive au point de vue symptomatique et au point de vue anatomique.

Mme F. Julienne, 29 ans, journalière.

Etat actuel. — 10 *mars* 1892. — Cette jeune femme, nullipare, se présente à la clinique du Dr Apostoli le 10 mars 1892. Elle se déclare malade depuis son mariage, c'est-à-dire depuis 4 ans, et les symptômes qu'elle accuse sont les suivants :

1° Ménorrhagies de 8 à 9 jours par mois, avec caillots, avec dysménorrhée violente et crises nerveuses hystériques à partir du quatrième ou cinquième jour de la perte.

2° Pesanteur abdominale intermenstruelle pénible,

3° Leucorrhée assez abondante.

Diagnostic. — Antéflexion. Tumeur des annexes droits probablement kystique-hystérique.

Traitement, mars-avril 1892 puis août. — Il ne comprend au total que trois applications de courants alternatifs sinusoïdaux, vitesse maxima, bien supportées par la malade.

Les deux premières faites à quelques jours d'intervalle n'avaient pas influencé la pesanteur abdominale et la leucorrhée, mais la malade avait eu entre elles deux (fin mars-1re quinzaine d'avril) une menstruation qui, contrairement à l'habitude, n'avait pas été accompagnée vers le 5e jour de dysménorrhée violente. De plus, au point de vue anatomique, la tumeur kystique des annexes droits s'était réduite ; était-elle résorbée ou vidée par évacuation ?

Il y avait donc transformation anatomique et modification symptomatique (portant sur la dysménorrhée menstruelle).

Août 1892. — La malade est revue à la clinique après une absence de 4 mois pendant laquelle elle a été soignée ailleurs sans pouvoir préciser le genre de traitement subi. Son état actuel symptomatique et anatomique est le même qu'à sa venue à la clinique ; la dysménorrhée a reparu et a persisté, la tumeur kystique droite s'est reformée et est de nouveau grosse comme un petit œuf.

Le traitement continue :

3e application de courants alternatifs sinusoïdaux, vitesse moyenne (crise de nerfs après la séance).

Décembre 1892. — La malade priée par lettre de venir à la clinique pour donner de ses nouvelles répond qu'elle suit de nouveau un autre traitement ailleurs qu'elle ne précise pas.

OBSERVATION XXXIV. (*Resumée*).

Fibrome interstitiel. Ovaro-salpingite aiguë avec trompe probablement suppurée. Douleurs de ventre très vives. Douleurs de reins. Leucorrhée abondante. Mauvais état général.

Amélioration incomplète et passagère par les galvano-caustiques. — Prépondérance plus marquée des courants sinusoïdaux calmant davantage les douleurs et la leucorrhée que les galvano-caustiques et légère amélioration de l'état général. — Récidive.

Madame P. 47 ans, fleuriste.

Cette malade se présente à la clinique du Dr Apostoli le 7 janvier 1890.

Voici son histoire, qui se divise en deux parties :

Pas de maladie grave dans sa jeunesse.

Réglée à 13 ans assez régulièrement ; règles durant de 4 à 5 jours assez abondantes, avec quelques caillots, précédées toujours de dysménorrhée prémenstruelle pendant deux jours et consistant surtout en douleurs de reins assez vives.

Mariée à 27 ans ; à 31 ans une fausse-couche de deux mois environ survenue à la suite d'un excès de fatigue ; la malade garde le lit pendant une quinzaine de jours et se remet assez rapidement.

A 32 ans nouvelle grossesse. Accouchement à 8 mois, difficile, mais sans accident sérieux immédiat.

A la suite de cette couche, la malade eut de la leucorrhée abondante et presque continuelle, et des douleurs de reins, fréquentes, spontanées, bien qu'elle ne travaillât qu'assise ; à plusieurs reprises, elle fut obligée à cause de ces douleurs de reins de quitter son métier de fleuriste pour prendre du repos.

Jusque-là peu ou pas de douleurs de ventre et pas d'intervention médicale.

Vers le mois d'août 1889, le mari de cette malade est lui-même obligé de s'aliter. Pour subvenir aux besoins de son ménage elle se met à travailler assidûment de 15 à 16 heures par jour (fleuriste). A la suite de ces excès de fatigue son état devient plus mauvais ; aux douleurs de reins antérieures très fréquentes et très vives, s'ajoutent bientôt des élancements dans le bas-ventre, élancements intermittents venant de préférence le matin, s'exagérant par la marche, provoquant très souvent de l'insomnie ; ils se localisent surtout dans le côté gauche du bas-ventre (région des annexes gauches) et s'irradient dans la cuisse correspondante.

La leucorrhée antérieure, les douleurs de reins persistent.

De plus, la malade qui jusqu'alors n'avait eu que de la dysménorrhée prémenstruelle, souffre aussi de dysménorrhée post-menstruelle, consistant également en violentes douleurs dans le côté gauche du bas-ventre et dans les reins.

Les règles deviennent moins abondantes, moins régulières, apparaissent toutes les trois semaines environ.

Elle se décide en janvier 1890, à venir consulter le Dr Apostoli.

Les symptômes qu'elle ressent se résument ainsi :

1° Douleurs de reins de date ancienne (13 ans.)

2° Leucorrhée abondante.

3° Dysménorrhée prémenstruelle.

4° Dysménorrhée post-mentruelle datant de 6 mois.

5° Et surtout élancements violents et fréquents dans le côté gauche du bas-ventre (début : 6 mois).

6° L'état général est aussi très peu satisfaisant. Les mictions sont quelquefois douloureuses. Constipation opiniâtre. Peu d'appétit et digestion difficile (dyspepsie). Insomnie fréquente. Marche pénible. Station debout douloureuse. Travail difficile sinon impossible. Nervosisme marqué. Accès de fièvre fréquents.

Diagnostic. — On l'examine le 7 janvier 1890 et l'on trouve une hypertrophie utérine totale avec de petits noyaux fibreux à droite et en avant — un abaissement des annexes gauches avec phlegmasie — et de la paramétrite gauche aiguë.

Ce *Diagnostic* est complété et rectifié plus tard : Fibrome interstitiel compliqué d'ovaro-salpingite aiguë avec trompe probablement suppurée.

L'hystérométrie est de 8 c. 3/4.

Traitement. — Le traitement commence le 11 janvier 1890.

En 2 ans 1/2 il comprend (de janvier 90 à juillet 92).

— 23 galvano-caustiques intra-utérines positives de 25 à 50 milliampères, 5 minutes chacune, rarement bien supportées.

— 22 galvano-caustiques intra-utérines négatives de 25 à 60 milliampères, en général assez mal supportées.

— 2 galvano-ponctures vaginales positives ; la première sans anesthésie, 15 milliampères, mais très douloureuse ; la deuxième à 45 milliampères avec anesthésie.

— 12 galvano-caustiques vaginales labiles de 35 à 60 milliampères, bien supportées.

— 16 applications de courants alternatifs sinusoïdaux, monopolaires, tantôt vitesse moyenne, tantôt vitesse maxima, jamais bien supportées, les unes passablement, les autres mal tolérées.

Résultats. Juillet 92. — Cette observation offre le plus grand intérêt au point de vue des résultats constatés.

La malade est atteinte d'une ovaro-salpingite suppurée et aucune des applications électriques intra-utérines qu'elle a subies n'ont toutefois aggravé son état ; malgré des fluctuations très grandes, jamais on n'a constaté de poussée de péritonite par exemple, ni de réaction inflammatoire aiguë provoquée par le traitement, ce qui prouve qu'il a été judicieusement appliqué.

Bien au contraire les applications électriques l'ont un peu améliorée. Au cours de ce traitement certainement la malade a moins souffert, surtout au cours des applications de courants alternatifs sinusoïdaux qui ont paru avoir une certaine prépondérance sur les galvano-caustiques, en atténuant davantage les douleurs de ventre et des reins, en atténuant aussi, et en faisant même disparaître pour un temps plus ou moins long, la leucorrhée plus rebelle.

Toutefois le traitement électrique a été impuissant à amener une amélioration durable, et en juillet 92 la question de la laparotomie se posait assez impérieuse, car depuis deux ans que la malade est en traitement, malgré les petites périodes d'amélioration qu'elle a éprouvée, elle n'a jamais eu un soulagement bien grand ni bien durable, et à part de rares journées elle est toujours restée dans l'impossibilité de travailler.

Fin juillet 92. — L'intervention chirurgicale proposée à la malade est repoussée par elle :

Août 92. — 17e et 18e application de courants alternatifs sinusoïdaux moyenne vitesse et petite vitesse.

Fin octobre 92. — La malade est revue après deux mois d'absence. A part des règles irrégulières et assez douloureuses elle va assez bien, elle souffre peu en dehors des règles et la leucorrhée est très légère. Etat général assez bon.

Novembre et décembre 92. — 6 autres applications sont faites de courants alternatifs sinusoïdaux, vitesse moyenne et même vitesse maxima, assez bien supportées par la malade.

On peut dire que dans ces deux derniers mois la malade a été améliorée, au point de vue de la douleur, et, sur ce symptôme, l'action sédative des courants sinusoïdaux a été assez nette de même que son action sur la leucorrhée.

17 *décembre* 1892. — 21e application de courants alternatifs sinusoïdaux. Vitesse moyenne. 5 minutes, assez bien supportée.

2 *mars* 1893. — Elle n'est pas revenue à la clinique depuis le 17 décembre 1892 ; elle a été bien toute la fin de décembre, souffrant très peu du ventre et des reins, et a pu travailler beaucoup.

En janvier, crise de gastro-entérite qui l'a obligée de s'aliter pendant une semaine; grande faiblesse consécutive, et retour offensif des douleurs de reins et du ventre.

En février, 3 pertes sanguines avec caillots et douleurs intermittentes.

Améliorée considérablement depuis une semaine, et reprise possible du travail ; les troubles gastriques ne sont pas encore disparus.

25e alternative petite vitesse, douloureusement supportée.

Le traitement va continuer.

Réflexions. — Cette observation tout incomplète qu'elle

est, offre le plus grand intérêt thérapeutique, parce qu'elle prouve que, même chez une malade qui semble ne devoir être justiciable que d'une opération radicale en raison de la gravité et de l'ancienneté des lésions dont elle est atteinte, on ne doit pas désespérer de lui apporter un secours plus ou moins durable, par une médication électrique appropriée.

Or, ici, comme chez les plus grandes malades atteintes d'affection des annexes, le courant alternatif a été un précieux sédatif, beaucoup plus efficace que les autres modes électriques; aussi il est destiné à devenir une des bases principales de l'arsenal de la gynécologie conservatrice de l'avenir.

RÉFLEXIONS GÉNÉRALES SUR LES OBSERVATIONS PRÉCÉDENTES.

CONCLUSIONS

J'ai tenu à donner intégralement, sans aucune restriction et d'une façon absolument complète, *toutes* les observations de *toutes* les malades traitées à la clinique du Dr Apostoli par le courant alternatif sinusoïdal pendant l'année 1892.

Ce bilan ne comprend toutefois que les malades dont le traitement a été commencé avant le mois de juillet 92; depuis lors, (après la rentrée des vacances) 60 nouvelles malades sont soumises au même traitement et elles seront l'objet de la part du Dr Apostoli d'un travail complémentaire ultérieur.

Je ne puis donc rien dire aujourd'hui de cette seconde série de malades traitées par le même procédé ; par le nombre et sa qualité elle sera encore plus imposante que la première qui fait l'objet de cette thèse.

Je ne puis cependant passer sous silence un fait général et concluant de la plus grande importance : cette seconde série de malades dégagée des tâtonnements, des lenteurs et des obscurités qui ont marqué le début du traitement de la première série (celle que je viens de rapporter) confirme d'une manière plus éclatante encore les conclusions cliniques formulées dès le mois de septembre dernier par le Dr Apostoli. (Voir le Congrès de Bruxelles).

Ces conclusions cliniques sont corroborées d'une manière plus victorieuse encore s'il est possible, par cet ensemble considérable de nouvelles observations inédites qui seront, j'espère, prochainement publiées.

Actuellement mon travail n'a pour but que de faire connaitre les seuls faits que j'ai pu contrôler de mes propres yeux.

Après la lecture des 34 observations précédentes on se rendra bien vite compte de plusieurs points faibles qu'il n'est besoin que de signaler : quelques observations sont, en effet, soit incomplètes, soit sans valeur clinique en raison de l'interruption prématurée du traitement ; quelques unes ont eu leurs séances trop espacées, perdant ainsi tout le bénéfice acquis dans la période intercallaire ; — quelques autres ont reçu un traitement trop faible, soit comme durée des séances, soit comme nombre des alternances, soit comme voltage du courant ; j'ai tenu toutefois à les donner *toutes*, telles qu'elles et intégralement, car, si certaines n'ont pas de valeur personnelle, elles forment toutefois par leur ensemble un total qui entraine la conviction surtout au point de vue de l'innocuité absolue de la méthode.

Pour qu'un procédé nouveau se vulgarise, pour qu'une thérapeutique nouvelle reçoive son droit de cité, il importe avant tout de procéder à son égard avec la plus rigoureuse exactitude. Il faut que succès et insuccès soient connus de tous, pour que chacun puisse juger en connaissance de cause. Je n'ai donc pas failli à ce devoir, et avant de faire une sélection qui ne pourra avoir lieu que plus tard, j'ai tenu tout d'abord à exposer tous les faits, concluants ou non, qui éclairent ce nouveau problème de thérapeutique.

Plus tard, c'est-à-dire demain, la sélection va se faire ; on choisira les cas, et on ne leur appliquera que le traitement le mieux approprié à leurs indications ; mais au début d'une méthode, quand il faut chercher cette indication même, le choix est impossible, et l'empirisme est la règle. On commence d'abord par traiter uniformément tous les cas, même les plus disparates ; c'est ce qui a eu lieu dans l'espèce, à la clinique du Dr Apostoli ; il a pris au début toutes les malades qui se sont présentées à lui, atteintes soit de fibromes, soit de lésions des annexes, et il leur a appliqué cette nouvelle thérapeutique uniformément ; naturellement, la réponse a été variable, et ce sont ces variations même, scrupuleusement observées, qui vont servir à éclairer la route pour l'avenir, et à faire la sélection qu'il était impossible de prévoir et de créer dès le début.

Je ne saurais mieux faire en terminant, pour me résumer et condenser ma pensée, que d'emprunter au Dr Apostoli le résumé même de la communication qu'il a faite le 15 septembre 1892 au Congrès international de gynécologie de Bruxelles :

« Le courant alternatif sinusoïdal que M. d'Arsonval a introduit dans l'Electrothérapie est utilisable en gynécologie, et voici les résultats généraux et sommaires de cette nouvelle acquisition :

« En cinq mois, de mars à août 1892, 34 malades de ma clinique, comprenant 12 fibromes et 22 affections des annexes, ont été traitées par le courant alternatif.

« Toutes ces malades ont été soumises à une application uniforme, un pôle dans l'utérus sous la forme d'hystéromètre, et l'autre sur le ventre par une large plaque de terre glaise. La durée de chaque séance était de cinq minutes ; elles ont été renouvelées de deux à trois fois par semaine.

« La vitesse seule des alternances a varié suivant les circonstances, ou mieux la sensibilité des malades, pour osciller entre une moyenne de 4 à 6 mille, et un maximum de 11 à 12 mille par minute.

« L'appareil que j'ai utilisé est le premier modèle construit par Gaiffe qui n'est autre qu'une machine magnéto-faradique de Clark, modifiée et transformée par d'Arsonval, donnant à grande vitesse une différence maxima de potentiel de 64 volt et à vitesse moyenne, une différence de 32 volt. Cet appareil a été actionné primitivement par la pédale d'une machine à coudre.

« Toutes mes 34 malades ont été scrupuleusement observées, et voici les conclusions générales que l'on peut dégager de cette période initiale de traitement, conclusions qui toutefois ne me paraissent pas encore définitives en raison de l'outillage imparfait et de la durée relativement restreinte de l'expérimentation :

« 1° Le courant alternatif *sinusoïdal* appliqué dans la cavité intra-utérine, et dans les conditions opératoires où je me suis placé, est toujours inoffensif et bien supporté.

« 2° Son application n'est suivie d'aucune réaction douloureuse, ou fébrile, et s'accompagne le plus souvent au contraire d'une sédation manifeste.

« 3° Il ne paraît pas avoir d'action marquée sur le symptôme *hémorrhagie* et aurait plutôt une tendance à provoquer quelquefois sa continuité.

« 4° Il exerce une action très nette sur le symptôme *douleur*; cette action s'affirme dès les premières séances, et, le plus souvent, immédiatement dès la fin de la séance.

« 5° Il combat très avantageusement, mais non constamment toutefois, la *leucorrhée* qui, souvent, diminue ou disparaît.

« 6° Il n'a pas d'action appréciable sur l'*hydrorrhée* liée à certains fibromes.

« 7° Son influence sur la régression anatomique des fibrômes n'est pas encore nettement établie.

« 8° Il active et favorise la résolution des *exsudats péri-utérins.* »

ÉLECTROTHÉRAPIE GYNÉCOLOGIQUE

PRINCIPAUX MÉMOIRES DU Dr APOSTOLI

1° — *Sur une nouvelle application de l'électricité après les accouchements.*
Communication faite à l'Académie de médecine de Paris le 19 avril 1881. — Voir les *Annales de gynécologie*, mai 1881.

2° — *De l'application de l'électricité aux accouchements.*
Communication faite au Congrès médical international de Londres, le 8 août 1881. — Section d'obstétrique.
Voir les comptes rendus, page 356.

3° — *Synthèse électro-thérapique.*
Note lue à la Société médico-pratique, le 26 octobre 1881.
Voir l'*Union médicale* du 22 janvier 1882.

4° — *Des applications thérapeutiques de l'électricité.*
Leçon d'ouverture du cours fait à l'école pratique de la Faculté de médecine de Paris.
Voir *Revue de thérapeutique médico-chirurgicale*, 15 décembre 1881

5° — *Sur un nouveau traitement électrique de la douleur épigastrique et des troubles gastriques de l'hystérie (vomissement, gastralgie).*
Note lue à la Société médicale des hôpitaux de Paris, le 11 août 1882.
Voir le *Bulletin général de thérapeutique* du 15 novembre 1882.

6° — *Sur l'emploi nouveau de la terre glaise en thérapeutique électrique.*
Lecture faite à l'Académie de Médecine de Paris, le 10 octobre 1882.
Voir le *Bulletin général de thérapeutique* du 30 décembre 1883.

7° — *Sur un nouvel excitateur utérin double ou bi-polaire.*
Instrument, avec note explicative, présenté à l'Académie de médecine de Paris, le 20 février 1883.
Voir *Gazette des hôpitaux* du 3 mars 1883.

8° — *Sur la faradisation utérine double ou bi-polaire.*
Communication faite à la Société de médecine de Paris, le 28 avril 1883 et le 23 février 1884.
Voir l'*Union médicale* du 25 octobre et du 1er novembre 1884, ainsi que l'*American Journal of obstetrics de New-York*, septembre 1884.

9° — *Sur un nouveau traitement électrique de la douleur ovarienne chez les hystériques.*
Communication faite à l'Association française pour l'avancement des sciences, août 1883 — congrès de Rouen.
Voir *Bulletin général de thérapeutique* 15 juin 1885, et *Archives de tocologie*, juin 1885.

10° — *Sur un nouveau traitement électrique des tumeurs fibreuses de l'utérus.*
Mémoire présenté à l'Académie des Sciences de Paris le 28 juillet 1884 — à l'Académie de Médecine le 29 juillet 1884 — et au Congrès

Médical international de Copenhague en août 1884. (Comptes rendus. vol. II, p. 19).

Ce mémoire a été inséré dans la thèse Lucien Carlet.

Paris, Octave Doin, éditeur, 1884. Un volume in-8°, de 252 pages.

11° — *Sur l'application de l'électricité aux affections de l'estomac.*

Communication faite au *Congrès Médical international de Copenhague*, août 1884. Section de médecine, voir la page 151 des comptes rendus.

12° — *Sur un nouveau traitement électrique des périmétrites.*

Lecture faite au *Congrès médical international de Copenhague*, section d'Obstétrique et de Gynécologie, août 1884. (Comptes rendus, page 141).

13° — *Note sur le traitement électrique des fibrômes utérins par la galvano-caustique-chimique.* — réponse à M. Zweifel (d'Erlangen).

Voir *Archives de tocologie*, août 1885.

14° — *Sur un nouveau traitement électrique de l'hématocèle péri-utérine.*

Communication faite, en collaborration avec Doléris, à l'Association française pour l'avancement des sciences. — Congrès de Grenoble, août 1885.

Voir *Archives de tocologie*, novembre 1885.

15° — *Sur un nouveau traitement de la métrite chronique, et en particulier de l'endométrite, par la galvano-caustique chimique intra-utérine.*

Communication faite à l'Association française pour l'avancement des sciences. Congrès de Nancy, août 1886.

Paris, O. Doin, éditeur, 1887. — Un vol. in-8° de 68 pages.

16° — *De la galvano-puncture chimique, vaginale, négative en gynécologie.*

1er Mémoire lu à la Société de médecine de Paris le 9 octobre 1886.

Voir l'*Union médicale* des 16 et 19 octobre 1886.

17° — Note complémentaire sur mon *Nouveau traitement électrique des fibrômes utérins.*

Communication faite au 2e congrès français de chirurgie, octobre 1886.

Voir la *Gazette des hôpitaux*, 26 octobre 1886 et les *Comptes rendus du Congrès*, page 680.

18° — *De la galvano-puncture chimique dans certains fibrômes utérins. 1re variété : opération de nécessité.*

2e Mémoire lu à la Société de médecine de Paris, le 13 novembre 1886.

19° — *Sur un nouvel excitateur. en charbon, double ou bi-polaire.*

Instrument, avec note explicative, présenté à l'Académie de médecine de Paris le 15 janvier 1887.

Voir *Gazette des hôpitaux*, du 20 janvier 1887.

20° — *Sur les applications nouvelles du courant continu à la gynécologie.*

Communication faite à la Société médicale de Rouen, le 14 mars 1887.

Voir *Normandie médicale*, avril 1887, et *Gazette de gynécologie*, de P. Ménière, 15 août 1887,

21° — *Sur le traitement électrique des tumeurs fibreuses de l'utérus. Statistique complète et réflexions sur tous les cas traités de juillet 1882 à juillet 1887.*

Mémoire lu à l'Association médicale britannique. — Congrès de Dublin, août 1887.

Voir le *Bulletin général de thérapeutique*, 15 août 1887 et le *British médical journal* du 1er octobre 1887.

22° — *Sur le nouveau traitement électrique des phlegmasies péri-utérines (Périmétrite, paramétrite, phlegmon, cellulite).*

2° Mémoire lu à l'Association médicale britannique. — Congrès de Dublin, août 1887.

Voir le *Bulletin général de thérapeutique*, 30 septembre 1887 et le *Bristish médical journal* du 19 novembre 1887.

23° — *Sur quelques applications nouvelles du courant induit, ou faradique, à la gynécologie.*

Lecture faite au Congrès médical international de Washington, septembre 1887.

Voir les *Comptes rendus du Congrès* (vol. II, p. 651) — le *Bulletin général de thérapeutique* du 30 avril 1888, et le *British médical journal* du 14 janvier 1888.

24° — *Note sur un cas d'hydro-salpingite (avec présentation de la malade) — Son nouveau traitement électrique.*

Mémoire lu à la Société de médecine de Paris, le 11 février 1888.

Voir le *British médical journal*, du 12 mai 1888 et l'*Union médicale* des 28 février, 2 et 5 mars 1889.

25° — *Note sur la galvanisation en gynécologie. — De l'utilité et de l'innocuité des hautes intensités.*

Lecture faite à l'Académie de médecine de Paris, le 3 avril 1888.

Voir le *Bulletin médical* du 4 avril 1888.

26° — *Note sur le traitement électrique des fibrômes-utérins.*

Communication faite à la Société médico-chirurgicale de Brighton, le 3 mai 1888.

Voir la *Semaine médicale* du 9 mai 1888, et le *British médical journal* du 12 mai 1888.

27° — *Note complémentaire sur le traitement électrique des fibrômes utérins. — Modifications nouvelles et réponses aux objections.*

Mémoire lu a l'Association médicale britannique. Congrès de Glasgow, août 1888.

Voir le *Medical Record* de New-York, du 8 septembre 1888 et les *Archives de Tocologie*, novembre 1889.

28° — *L'Electricité en gynécologie.* Réponse à M. Lawson Tait (de Birmingham).

Voir le *Journal des connaissances médicales* du 15 novembre 1888, le *Bulletin médical* du 18 novembre 1888 et le *Medical Register* du 19 janvier 1889.

29° — *Note sur le traitement électrique des polypes utérins.*

Voir la brochure du Dr La Torre, pages 9 et 23 : (*Fibrômes utérins — leur traitement par l'electrolyse*). Paris, Octave Doin, éditeur, 1889.

30° — *Préface à la brochure du Dr Delétang (de Nantes)* : Du traitement électrique des fibrômes utérins. Paris, Octave Doin, éditeur, janvier 1889.

31° — *Introduction du Dr Apostoli au traité : Gynecological Electro-Therapeutics par Horatio. R. Bigelow.*

Londres, H. K. Lewis éditeur, juin 1889.

32° — *Le traitement de la salpingo-ovarite par l'électricité.*

Mémoire présenté à la réunion de l'association médicale américaine (section de gynécologie) à Newport le 27 juin 1889.

Voir : *The Journal of the American Medical Association.* 27 ju 1889 et tirage à part.

33° — *Note sur le raclage intra-utérin galvano-chimique.*
Lecture faite le 27 juillet 1889 à la Société de Médecine de Paris.
Voir la *Revue internationale d'électrothérapie*, septembre 1890.

34° — *Des causes générales d'insuccès dans le traitement électrique fibrômes utérins.*
Note lue à la Société de médecine pratique dans la séance du 25 ju 1889.
(Voir les comptes rendus de la Société de médecine pratique, 1 page 613.)

35° — *Sur le traitement électrique des fibrômes utérins.*
Note lue au congrès français de chirurgie, octobre 1889.
Voir les comptes rendus, 4e session, 1889, page 558.

36° — *De l'action polaire positive du courant galvanique constant sur les crobes et en particulier sur la bactéridie charbonneuse.*
Note lue, en collaboration avec M. Laquerrière, le 28 avril 1890, à l'A démie des Sciences de Paris.
Voir les comptes rendus de l'Institut.

37° — *Introduction au mémoire du Dr Rudolff Temesvary (de Budapest)* : De l'électricité en gynécologie. Vienne, juin 1890.

38° — *Du courant galvanique constant en gynécologie. Justification de méthode.*
Communication faite en août 1890 au Congrès médical International Berlin — section de gynécologie.
Voir les comptes rendus du Congrès — la *Revue internationale d lectrothérapie* (septembre, octobre et novembre 1890) et les *Ann of Gynæcology de Boston*, janvier 1891.

39° — *Documents pour servir à l'histoire de l'Électrothérapie des fibrô utérins :*
Voir *Revue internationale d'Électrothérapie*, mars, avril, mai et jui 1891.

40° — *De l'influence du courant continu sur les microbes, et particulièrem sur la bactéridie charbonneuse.*
Communication faite, en collaboration avec M. Laquerrière, à la ciété française d'Électrothérapie dans la séance du 18 juin 1891.
Voir la *Revue internationale d'Électrothérapie*, août 1891.

41° — *Note sur les applications nouvelles du courant alternatif sinusoï en gynécologie.*
Lecture faite au Congrès international de gynécologie de Bruxelles 15 septembre 1892. — Voir la revue internationale d'Électrothéra novembre 1892).

42° — *Des contributions nouvelles du traitement électrique* (faradique et g vanique) *au diagnostic en gynécologie,*
(Deuxième lecture faite au Congrès international de gynécologie Bruxelles le 15 septembre 1892. — Voir la revue internationale d'Él trothérapie octobre 1892).

Orléans. — Imprimerie Gaston MORAND, 47, rue Bannier

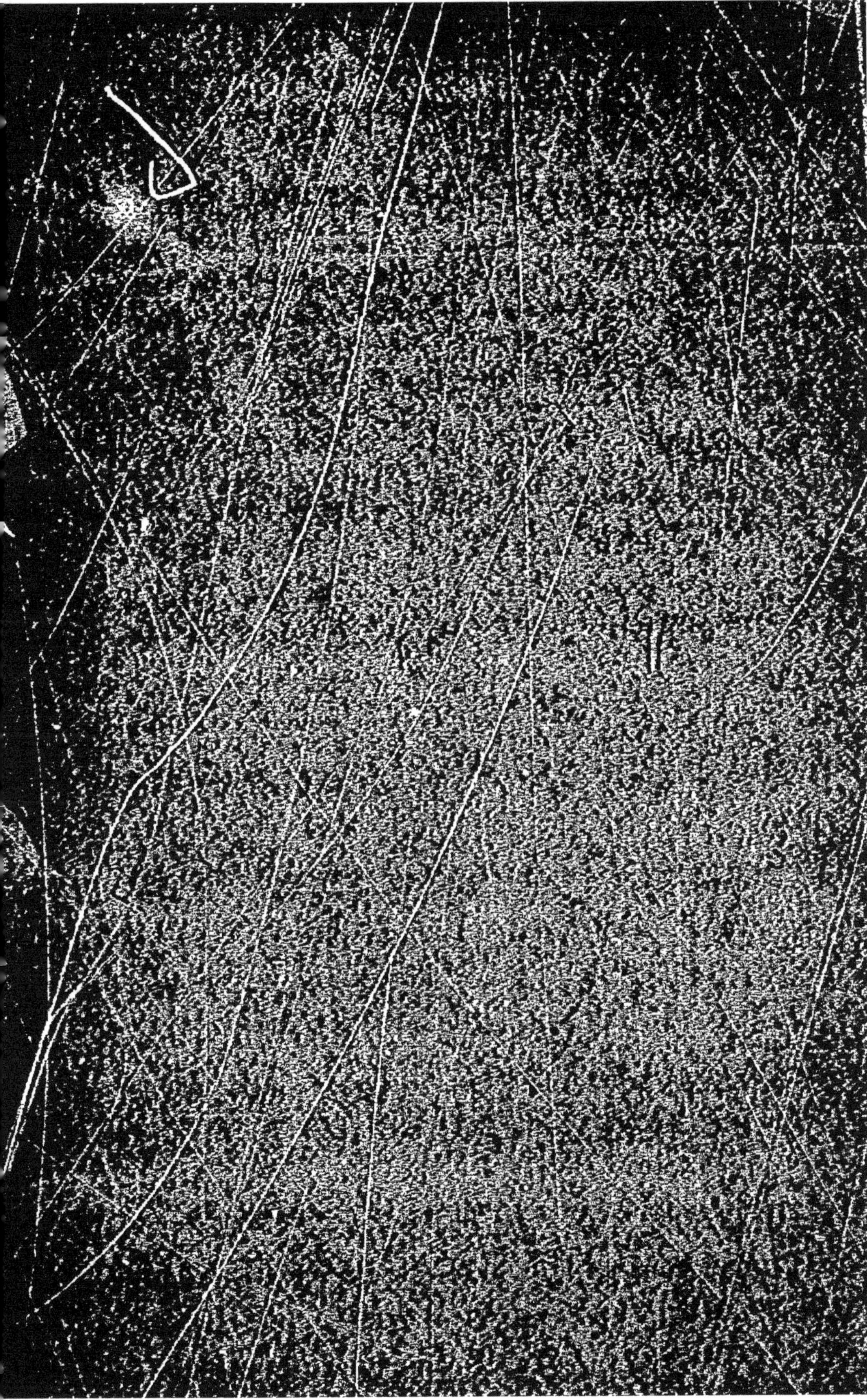

www.ingramcontent.com/pod-product-compliance
Ingram Content Group UK Ltd.
Pitfield, Milton Keynes, MK11 3LW, UK
UKHW020149200726
13856UKWH00003B/915

9 782013 587105